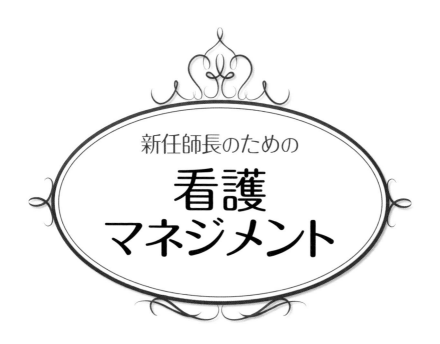

新任師長のための
看護マネジメント

太田加世
C-FEN 代表

医学書院

著者略歴　太田加世（おおた　かよ）　C-FEN 代表

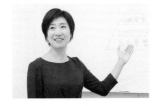

大学在学中に看護専門学校に入学し看護師資格を取得．脳神経外科，内科などに勤務．その後，千葉大学大学院看護学研究科博士前期課程を修了し，日本看護協会広報部，政策企画部，聖路加看護大学（現聖路加国際大学）看護管理学助手としての勤務を経て現在に至る．

研修講師として，全国の医療機関，都道府県看護協会などで，マネジメント，コーチングなどの管理者研修の実績がある．また，コーチとして個人のクライアントのサポートをしている．

主な著書に『ナースのための管理指標 MaIN 2』（共著，医学書院），『看護管理ファーストブック』（編著，学研メディカル秀潤社）などがある．

新任師長のための看護マネジメント

発　　行　2016 年 8 月 15 日　第 1 版第 1 刷Ⓒ
　　　　　2019 年 6 月 1 日　第 1 版第 2 刷
著　　者　太田加世
発行者　　株式会社　医学書院
　　　　　代表取締役　金原　俊
　　　　　〒113-8719　東京都文京区本郷 1-28-23
　　　　　電話　03-3817-5600（社内案内）
印刷・製本　横山印刷

本書の複製権・翻訳権・上映権・譲渡権・貸与権・公衆送信権（送信可能化権を含む）は株式会社医学書院が保有します．

ISBN978-4-260-02803-5

本書を無断で複製する行為（複写，スキャン，デジタルデータ化など）は，「私的使用のための複製」など著作権法上の限られた例外を除き禁じられています．大学，病院，診療所，企業などにおいて，業務上使用する目的（診療，研究活動を含む）で上記の行為を行うことは，その使用範囲が内部的であっても，私的使用には該当せず，違法です．また私的使用に該当する場合であっても，代行業者等の第三者に依頼して上記の行為を行うことは違法となります．

JCOPY 〈出版者著作権管理機構　委託出版物〉
本書の無断複製は著作権法上での例外を除き禁じられています．複製される場合は，そのつど事前に，出版者著作権管理機構（電話 03-5244-5088，FAX 03-5244-5089，info@jcopy.or.jp）の許諾を得てください．

まえがき

　本書は新任の看護管理者のためのマネジメントの入門書です。看護管理者とは「部署のマネジメントを行う人」というのが一般的な解釈です。本書では，主任，副師長などの補佐的な役職であった人が看護管理者になった場合を主に想定しているため，管理者全般に該当することや引用文を除いて，看護管理者を看護師長と表現していますが，すべての看護管理者に共通して求められる「マネジメントの基本」の知識とスキルについて述べています。

　看護師長が主任や副師長と異なるところは，部署という1つの組織の運営を任されているという点です。つまり，仕事＝マネジメントになるということです。

　誰でも最初は初心者です。看護師長も例外ではありません。未知の世界に足を踏み入れたとき，誰もが期待に胸を弾ませることでしょう。新しい役割を担ったときの経験やこれまでにやったことのない仕事をする経験は人を大きく成長させます。新たに看護師長になったあなたにとっては，まさに今が成長のチャンスです。マネジメントは，経験から学ぶ場合が多いことから，本書は，経験を学びに変えるための一助になるとともに，新しい役割をもらった人や経験の少ない師長たちのよりどころになることを目指しています。

　一方，未知の道を歩き始めたとき，人は期待とともに不安を抱えていることもあります。そのような不安を軽減するためには，マネジメント実践の全体像をイメージできることが大切だと思います。あなたの実践がマネジメントの全体のどの辺りに位置するのかがわかり，実践の意味づけができると，不安が軽減し自信をもって仕事に取り組めるのではないでしょうか。本書は，コンパクトにマネジメントの全体像が理解でき

るよう構成しました。

　第Ⅰ部の「マネジメントの基礎以前」では，マネジメントを実践するために必要な基盤として，「看護師長としてのあり方」と「信頼関係を築く」ことを述べています。第Ⅱ部の「マネジメントの基礎」では，マネジメントを「スタッフのやる気を引き出す」「スタッフを育てる」「チームのありたい姿を共有する」「仕事をしくみ化する」「成果を評価する」の5つに分解してそれぞれについての基礎知識を述べています。第Ⅲ部の「リーダーシップの基礎」では，それぞれのマネジメントの要素の中にリーダーシップが含まれていることを前提に，リーダーシップについて述べています。

　本書を最初から通読してもよいし，気になっている章から読んでいただいてもかまいません。また，「早く仕事に慣れなくては」「スタッフをまとめなければ」とあせるときには，できそうに思えるところを読み返し，マネジメントに取り組んでみてください。

　なお，本書は，雑誌「看護管理」の24巻4号から25巻2号（2014年4月号～2015年2月号）で連載されたものを，構成を変え，加筆・修正を行いました。

　本書をお手に取られたみなさまの，日々の実践の向上と成長のお役に立つことができれば幸いです。

2016年8月

太田　加世

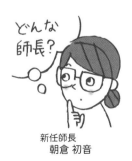

新任師長
朝倉 初音

目次

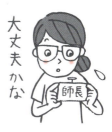

第Ⅰ部　マネジメントの基礎以前　1

第1章　看護師長としての自分を創る ── 3

1. 看護師長の役割　4
2. 「あの看護師長についていきたい」と思われるために大切なこと　6
3. 立ち居振る舞いを意識する　7
4. 人間としての安定感　8

第2章　信頼関係を築く ── 13

1. 信頼関係を築くことの重要性　14
2. 「信頼」は「安心」から生まれる　15
3. スタッフに対して自分を開示する　16
4. スタッフの存在を認める　18
5. スタッフの可能性を信じる　19
6. 具体的な関わり方　20
7. ポジティブに相手を見ることで信頼関係を築く　21
8. 信頼関係は永遠ではない　21

事例と実践のポイント　22

第Ⅱ部　マネジメントの基礎　25

第1章　マネジメントを分解する —— 27

1. マネジメントの定義と範囲　28
2. 経営資源としての「ヒト」「モノ」「カネ」　30
3. マネジメントの要素　34

第2章　スタッフの「やる気」を理解する —— 37

1. 「やる気」とは　38
2. やる気を分析する　39
3. モチベーション理論の概要　40
4. やる気を高めるモデル　45
5. 看護師長ができること　46
6. 部署全体のやる気を高めるために　48

事例と実践のポイント　49

第3章　「やる気」を引き出すスキルを身につける —— 51

1. やる気を引き出すコミュニケーションスキル　52
2. 「聴く」ことは3つの要素に働きかけるための基本　52
3. 「質問する」ことで気づきを引き出す　55
4. スタッフのタイプに応じたやる気の引き出し方　58
5. やる気を引き出すことで成長を促す　60

事例と実践のポイント　60

第 4 章　スタッフを育てる ― 63

1. 病院における中長期的な人材育成の必要性　64
2. スタッフを育成する目的　64
3. 経験学習とは　69
4. 仕事の経験から学ぶための支援　70
5. 部署全体で学び合う雰囲気を醸成する　72

　事例と実践のポイント　72

第 5 章　チームの「ありたい姿」を共有する ― 75

1. 病院理念とは　76
2. 「ありたい姿」とは　78
3. 「鳥の目」と「虫の目」をもつ　79
4. 「ありたい姿」は目標の先にある　80
5. スタッフを巻き込んで「ありたい姿」をつくる　82
6. 「ありたい姿」から目標・計画策定へ　84
7. PDCA サイクルをまわす　84

　事例と実践のポイント　87

第 6 章　仕事をしくみ化する ― 89

1. 組織として機能するためにしくみをつくって人を動かす　90
2. 組織論　91
3. 組織の「しくみ化」に影響する 3 つの要素　92
4. 仕事を「標準化」と「単純化」する　95
5. 仕事を「見える化」する　97

　事例と実践のポイント　98

第7章　成果を評価する ——— 101

1. 成果とは何か　102
2. 評価する目的　102
3. 適切な評価指標を考える　103
4. 総合的なマネジメントの評価手段　104
5. アンケート調査による評価　105
6. 測定により意識が変わる　107
7. 外部からの評価を集める　107
8. プロセスでの評価　108

事例と実践のポイント　109

第Ⅲ部　リーダーシップの基礎　111

第1章　リーダーシップを理解する ——— 113

1. リーダーシップとは　114
2. リーダーシップに関する研究　114
3. リーダーの役割　116
4. リーダーのパワー　118
5. リーダーとしての看護師長に必要な能力　120
6. リーダーシップとフォロワーシップを包括するメンバーシップ　121
7. 優れたリーダーの特徴　122

事例と実践のポイント　123

第2章　リーダーシップを発揮する ——— 125

1. リーダーシップを発揮する目的　126
2. リーダーシップ行動のバランス　128

3. リーダーシップの4タイプ　129
4. 人を動かすリーダーシップとは，その人の生き方そのもの　131
　事例と実践のポイント　132

索引 ——————————————————— 135

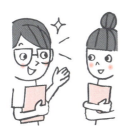

イラスト：小山琴美（株式会社ツグミ）

第 I 部

マネジメントの基礎以前

第 **1** 章

看護師長としての自分を創る

I マネジメントの基礎以前

　新しく看護師長となったあなたは希望や不安，緊張を抱えているのではないでしょうか。突然，看護師長の辞令を受けて戸惑っているという方もいらっしゃるかもしれません。しかし，あなたは病院に貢献できる人と期待されて，看護師長に選ばれたのですから，自信をもってください。

　もし，自信がないという方でも心配はありません。人は役割を与えられることで，その役割どおりの人へと変わっていきます。看護師長という役割を与えられ，あなたが看護師長らしく振る舞うことで，看護師長になっていきます。

　この章では，看護師長らしく振る舞うために必要な要素である看護師長の役割と，看護師長としてどうあればよいのかについてお伝えします。

1 看護師長の役割

　看護師長になる前は，主任，副師長という職位，あるいはチームリーダーや看護師長代行という役割の中でリーダーシップを発揮し，マネジメントを行っていたのではないでしょうか。

　しかし，看護師長になったあなたの仕事もマネジメントです。ただしあなたが影響を及ぼす範囲はこれまでの部署内の1チームから部署全体になります。

　さらに，看護師長は病院・施設などの組織を運営する1人として重要な役割を担っており，常に意識をしていかなければならない範囲が病院の運営全体にまで及びます。看護師長の主な役割は次の3つです。

① 業務目標を達成する

　病棟などで掲げた目標を達成することは看護師長の最も根本的な役割です。そのためには病院の理念や目標を部署目標として具体的な計画に落とし込みます。そして看護師長自身のマネジメント力によってサービスを向上させ，ひいては病院・施設の収益の確保に努めなければなりま

せん。スタッフと看護師長との一番の違いは，看護師長は結果責任を負うということです。目標を達成することによって，看護師長としての責任を果たします。

❷ 職場のチームワークを強化する

　看護師長だけでは部署の目標を達成することはできません。スタッフの参加と協力が必要です。看護師長はスタッフ１人ひとりが心から組織に貢献できる職場の雰囲気を醸成し，思いを１つにして，継続的に目標を達成できるチームづくりをすることが必要です。そのためには，円滑なコミュニケーションによって個々のスタッフが場面や状況に応じてリーダーシップを発揮できるようマネジメントしていく必要があります。

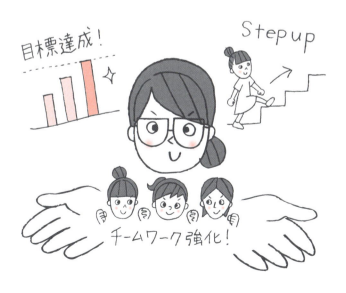

③ スタッフを育てる

スタッフの育成は部署全体の質の向上やチームワークづくりのためには欠かせません。スタッフを育てることによって，看護師長は自身の業務をスタッフに委譲することができるようになり，看護師長にしかできない仕事に専念することができます。スタッフの育成は，スタッフ本人だけでなく看護師長自身やチーム全体にも影響を与えます。

2 「あの看護師長についていきたい」と思われるために大切なこと

看護師長という職位は部署のリーダーであることを示します。しかし，職位としてのリーダーというだけでは，スタッフはあなたのことを本当のリーダーとは認めないでしょう。スタッフは「看護師長という職位についている人」だからという理由ではなく，「あなたという個人が師長」だからということでリーダーであると認めるのです。したがって，あの人についていけば間違いないという信頼感をスタッフにもってもらわないと，あなたが部署をまとめることはできません。

看護師長は，共通の目的に対するスタッフからの理解を得て，その目的に基づいた目標を示し，スタッフの話を受け止めながら，スタッフの日々の仕事を組織のニーズと合致させて，その目標を達成する存在です。

スタッフ1人ひとりと関わることができる時間は限られています。それでも，スタッフからの信頼を勝ち取らなければ，看護師長として部署をまとめることはできないのです。

では信頼される看護師長とはどのような人なのでしょうか。コールダーは，「リーダーがリーダーシップを発揮している」とスタッフが認識するまでにはプロセスが存在し，そのプロセスにはスタッフがリーダーの行動とその結果を「観察する」という段階があると述べています[1]。あるベテランの看護師長がこんなことを話していました。

「新しい病棟に配属されると少なくとも3か月はスタッフの視線を常

に感じます。私の仕事ぶりだけではなく，私の服装や髪型，しぐさまでも見られていると思います」。

　このようにスタッフは看護師長の一挙一動を観察しています。その際に，髪型やユニフォームの着こなし，化粧などの身だしなみ以外で最も観察されるのが立ち居振る舞いです。よりこちらの話を理解してもらうことができ，より話をしてもらうことができるような立ち居振る舞いを意識しましょう。もちろん，立ち居振る舞いだけではなく，内面も大切なのは言うまでもありません。どんなに立ち居振る舞いが信頼できるようにみえても内面が伴わなければスタッフはついてきません。

3 立ち居振る舞いを意識する

　では，具体的にどのような立ち居振る舞いであればスタッフはあなたの話を理解し，より話をしてくれるのでしょうか。鈴木は，「あご」「眼」「声」「距離」の4つを意識することの重要性を述べています[2]。

　まず，「あご」の位置ですが，あごが上がっていると偉そうな印象になってしまいます。逆にあごが下がっていると上目使いに相手を見ることになり，卑屈な印象を与えかねません。そこで，**あごを上げすぎず，下げすぎずまっすぐにするよう心がけましょう**。そのときの顔の向きは相手をまっすぐに見ることができる位置です。あごの重さを感じることを意識し，あごの先が床に向かっていると相手の話を聴く顔の角度になります。

　次は「眼」です。人の眼には表情があります。心の中で浮かんだ感情はそのまま眼に表れます。意識して，眼の表情をコントロールしてみましょう。優しい眼の表情を浮かべたいときには，優しい眼をしているときの気持ちを思い出すなど，気持ちと眼の表情を一致させることがコツです。**眼の表情が実際の会話や身振り手振りや行動と一致していることが，信頼されるための重要な要素です**。

　また，まばたきの回数が多すぎると相手にせわしない印象をもたれて

しまいます。逆にまばたきの回数が少なすぎても相手に威圧感を与えます。**適正なまばたき**の回数であるかどうかを第三者に確認してもらうとよいかもしれません。

3つめは「声」です。同じ話の内容であっても，声の大きさや高さ，速さによって説得力が違ってきます。例えば，小さい声は自信がなさそうな感じを与えやすくなります。また大きすぎる声は威圧感を与えます。相手にどうしても伝えたい大切なことや理解してもらいたいことは少し低い声で，ゆっくり話すと効果があると言われています。

4つめは「距離」です。一般的には握手ができるくらいの距離が他者との適度な距離と言われています。しかし，この距離は相手との親密度によって異なります。人は「パーソナルスペース」と呼ばれる，他者にたやすく踏み入ってほしくない領域をもっています。そこで，**スタッフと1対1で話をするときなどはその人との距離を意識しましょう**。あえていつもよりも距離を縮めたり距離を取ったりすることで，相手の表情の変化を観察して，どのくらいの距離が相手にとって適切なのかを把握するのです。例えば，強い印象を与えたいメッセージがあるときには，相手のパーソナルスペースを破って距離を縮めることで，いつもと違う何かが起こると予感させ，あなたの言葉を印象強く残すことができます。

4 人間としての安定感

スタッフから信頼される看護師長は，人間的にも安定しています。内面である人間性を土台としてマネジメントに必要な4つの要素を積み上げ，ピラミッドとして表しました（図1）。

ピラミッドの頂上部分は，コミュニケーションスキルやリーダーシップスキルなどの「マネジメントに必要なスキル」です。そして，そのスキルを支えるのは「スタッフとの信頼関係」です。どんなに優れたスキルがあっても，スタッフとの信頼関係が築かれていなければマネジメン

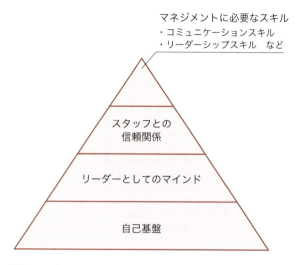

図1　マネジメントに必要な4つの要素

トの成果は出せません。さらにその信頼関係を支えるのは「リーダーとしてのマインド」です。このマインドとは，「スタッフには1人ひとりに異なる能力があり，それぞれが成果を出すことができる」というスタッフに対する肯定的な気持ちです。この肯定的な気持ちをスタッフは感じ取り，期待に応えようとします。

そして，ピラミッドを一番下で支えるのが，人間としての安定感を示す「自己基盤」です。自己基盤というと抽象的ですが，自分自身が揺らいでいると，その上に積み上げていくべきマインドや信頼関係も不安定になります。また，このような不安定さが存在すると，スキルを効果的に使うこともできません。揺らがない自己基盤をもっている看護師長とは，次の3つのことを心がけている人であると考えます。

① 言行が一致していること

例えば，あなたがナースステーションの整理整頓をしましょうとス

タッフに声をかけたときにあなた自身の机の上が乱れた状態であったならば，スタッフはあなたの言うことを聞くでしょうか？　スタッフは，あなたの立ち居振る舞いだけではなく，言葉と行動の差についてもよく観察しています。あなたの言葉に説得力をもたせるためには，実行すると言ったことを率先して行うことです。**言行が一致していることは信頼されるためにとても重要**です。

❷ 自分の強みや弱みを知っていること

　看護師長自身が成長しようと努力する姿をスタッフは感じ取り，あなたについていこうと考えます。組織の器はリーダーの器と言われています。自分自身のキャリアを考え，成長するためには，自分自身のことを理解していることが必要です。自分を客観的に捉えるための第一歩は，**自分の強み弱みを知っていること**です。自分の強みや弱みを知っているからこそ，自信をもって強みを活かすことができ，ほかの人に自分の弱い部分を補ってもらうことを考えることができるのです。

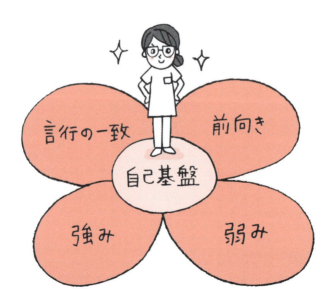

③ 前向きな思考であること

　看護師長は前向きな思考であることが必要です。どんなに困難な状況に直面してもそれを乗り越えることができると考えるか，乗り越えるのは無理と考えるかは自分次第です。考え方1つで次の展開が異なります。この状況を乗り越えると決めて行動することで問題解決の糸口が見えてきます。

　スタッフは看護師長の思考のクセに敏感です。「無理だ」「できない」と考える後向きな思考でいると表情も気持ちも沈みます。そうした様子はスタッフに伝わり，スタッフのやる気を削いだり，職場の雰囲気を暗くします。看護師長自身が，「できない」「無理だ」「無駄だ」という後向きな言葉を口にするのではなく，「できるために何をすればいいか」「可能にするために必要な人，ものは何か」というように，**できることに着目した前向きな思考**がスタッフを元気づけ，職場に明るい雰囲気を生みだします。

＊

　とはいえ，看護師長として完璧な人間など1人もいません。あきらめずにトライし，よりよい看護師長としての自分を創りつづけようと努力することが重要です。また，部署をまとめることは1人で行う仕事ではありません。1人で抱え込まずスタッフに声をかけながら，協力を得て一緒に創りあげていけばよいのです。

考えてみましょう！

①看護師長としてどうあればよいと思いますか？

[　　　　　　　　　　　　　　　　　　　　　　　　　　　]

②人間としての安定感を養うためにできることは何ですか？

[　　　　　　　　　　　　　　　　　　　　　　　　　　　]

● 引用・参考文献

1) Calder, B. J.：An attribution theory of leadership. B. M. Staw and G. R. Salancik (eds)：In New Directions in Organizational Behavior. St. Clair Press, Chicago, 1977.
2) 鈴木義幸：仕事は「外見」で決まる！　コーチングのプロが教えるプレゼンスマネジメント．pp30-91, 日経BP社, 2003.

第 2 章

信頼関係を築く

1 信頼関係を築くことの重要性

　「信頼関係」はマネジメントを行う際の土台となる要素です。スタッフとの間に信頼関係がなければ，看護師長は部署を円滑にマネジメントできません。

　もし，看護師長であるあなたとスタッフが互いを信頼していないとしたら，あなたはスタッフに仕事を任せられるでしょうか？　上司に信頼されていないスタッフが患者に対してよいケアを提供できるでしょうか？

　患者によいケアを提供するためには，スタッフ全員の協力や連携が必要です。例えば，スタッフ個人の看護技術がどんなに優れていても，その後の申し送りを適切に行えなければケアが滞り，結果としてよい看護を提供できたとは言えません。もちろん，個々人の看護技術や知識・経験には差が存在します。また，個性や価値観も1人ひとり異なるため，皆が全く同じレベルでケアを提供することは難しいこともあります。しかし，互いの信頼関係が確立していれば，継続したケアを提供するために必要な協力や連携をスムーズに行うことが可能です。

　さらに，1つの部署の中だけでなく，部署間にも「信頼」があれば，組織変革が成功する可能性も高まります。

　また，コミュニケーションも円滑になります。コミュニケーションを円滑にするためのスキルには多くの種類があります。例えば「傾聴」と言われるスキルもその1つです。しかし，どんなに優れたスキルがあっても，**根底に話し手と聞き手の間に信頼関係がなければ，よいコミュニケーションは成立しません**。信頼関係があるからこそスキルが活きるのです。

　「信頼関係」は，よりよいサービス提供のために不可欠であり，部署をまとめ，スタッフが能力を発揮できるようにしていくためにも必要です。部署全体の信頼関係を築くために，まずは，あなたとスタッフとの間の信頼を育てることから始めましょう。

2 「信頼」は「安心」から生まれる

「信頼」は「安心」から生まれます。誰でも，自分の信頼している人がそばにいると安心できるものです。心理学者のA. H. マズローは「欲求階層説」(図2)で，人間の欲求には5つの階層があると唱えました。すべての人は下位の欲求がある程度満たされると上位の階層の欲求を欲します。人は「安心」できることで「安全の欲求」を満たし，「安全の欲求」が満たされると，さらに上位の欲求である「社会的欲求」を欲します。「社会的欲求」とは「他人と関わりたい」「皆と同じようにしたい」という帰属欲求や，「他人や家族から愛されたい」という愛情欲求です。スタッフの心理に当てはめるとすれば，「自分がその部署や病院に属していることを実感したい」「部署での良好な人間関係や信頼関係を築きたい」という欲求です。

つまり，その部署で働いているスタッフが安心して働くことができれば，信頼関係を築きたいという欲求が生まれ，信頼関係を築くことで，「この部署で働いていてよかった」「よい人間関係に恵まれた」と感じることができるようになるのです。

スタッフの「社会的欲求」が満たされていれば，スタッフが「この師長

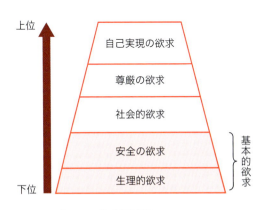

図2 マズローの欲求階層説

の下ならば安心して働くことができる」「この病棟ならばみんなで力を合わせて働くことができる」と感じることができ，マネジメントをより円滑に行うことができます。

3 スタッフに対して自分を開示する

　看護師長はスタッフ，他職種，患者とその家族などと信頼関係を築きますが，ここでは最も関わりのあるスタッフとの関係について考えていきます。スタッフは常に看護師長であるあなたを意識し，観察しています。看護師長が率先して関係づくりのために動くこと，看護師長が模範を示すことが部署の雰囲気をつくることになります。

　スタッフとの信頼関係をつくる第一歩は安心感をもってもらうことです。そのためにはまず，あなたがどのような人間で，どのような考えをもっているのかをスタッフに伝えていく必要があります。あなたの仕事での経験や看護観，部署をどのようにまとめていきたいかなどを，折に触れ繰り返し伝えます。あなたの抵抗のない範囲で構わないので，プライベートなことを話すのも有効です。自身の仕事での失敗談などもよいでしょう。人は他人との共通点を見つけることでつながりをもとうとします。あなたが自分についていろいろな面を話すことで，スタッフは共通点を見つけやすくなります。

　看護師長に対して，話しやすい，本音を言うことができると感じてもらうと，今度は，スタッフが看護師長に自分のことを話したり本音を語ったり，ときには看護師長に対して感じることを話したりして，看護師長自身が気づかないスタッフの姿や自分の姿が見えてきます。

●「ジョハリの窓」から自己開示を考える

　「ジョハリの窓」とは，自分をどのように開示するか，隠すかという，コミュニケーションにおける自己の開示とコミュニケーションの円滑な進め方を考えるために提案されたモデルです。自分が知っている自分，

他人が知っている自分を4つの窓（カテゴリ）に分類して理解することで，他人とのコミュニケーションを円滑にするという，心理学ではよく使われているモデルです（図3）。

看護師長はスタッフに自分を開示する（開かれた窓を大きくする）ことによって，スタッフの心を開きます。そして，スタッフから自分では見えていない自分を指摘してもらう（気づかない窓を広げる）ことによって，開かれた窓を大きくすることがスタッフとの信頼関係の構築に大きな影響を与えます。

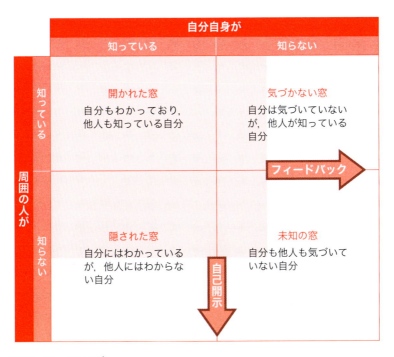

図3　ジョハリの窓

4 スタッフの存在を認める

　信頼関係を築くためには，まずスタッフを「認める」ことが大切です。「認める」にはいろいろな意味があります。私たちは日常生活で「認める」という言葉を，多くの場合「上司に認めてもらえた」「あの人は私を認めてくれている」というように使います。これは，よい結果や多くの成果を出したことに対するよい評価を意味します。しかし，ここでお話しする「認める」の範囲は，もっと広範なものです。

　「認める」は3つに分けることができます（図4）。上述のよい結果や多くの成果を出したことに対してよい評価をすることを意味する「認める」は，一番内側の円である「成果を認める」に含まれます。また，そのすぐ外側の円は「行為を認める」です。「行為を認める」とは，誰かが何かを成し遂げようとしたときに，たとえよい結果や成果が出せなくても，その努力をした過程を評価することです。

　しかし，看護師長の皆さんに求められる「認める」は，さらに外側の円も含めた3つの円すべての範囲です。そして，一番外側の円は「存在を認める」ことです。

　「『存在を認める』なんて当たり前のことでしょう？」と思う方も多い

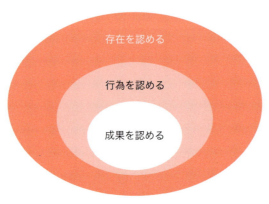

図4　3つの「認める」

ことでしょう。しかし当然であるがゆえに，「その人がそこにいることを認めている」とその本人にわかるように表現する人は少ないのです。看護師長が意識して「存在を認める」ことで，スタッフは「師長は私がここにいることをわかってくれている」と実感でき，安心します。看護師長がスタッフにわかるようにその人への関心を示すこと（＝認めること）の積み重ねが，信頼関係を築く基盤になります。

5 スタッフの可能性を信じる

　「認める」の根底にある考え方は，評価をしないということです。看護師長という役割上，スタッフの業績や成果，目標達成度についての評価をしなければならないこともあります。しかし，その人個人の考え方，思考などの善し悪しを評価することはしません。

　ダグラス・マクレガーは，「X理論Y理論」を唱えました。この理論は人間観・動機づけに関わる2つの対立的な理論から構成されます。人間は生来怠け者で，強制されたり命令されたりしなければ仕事をしないとする考え方がX理論です。そして，生まれながらに仕事が嫌いということはなく，条件次第で責任を受け入れ，自ら進んで責任を取ろうとするとする考え方がY理論です。

　Y理論は，「組織の目標と，そこで働く個々人の欲求や目標をはっきりとした方法で調整できれば，組織はもっと能率的に目標を達成することができる」[1]ことを示しています。組織目標と個人の欲求が統合されている場合，「従業員は絶えず自発的に自分の能力・知識・技術・手段を高め，かつ実地に活かして，組織の繁栄のために尽くそうとするようになる」[2]とマクレガーは指摘しています。

　筆者は人間にはX理論，Y理論どちらの側面もあると考えていますが，これまで看護師，教員やコーチという立場で多くの患者，学生，クライアントと接した経験から，Y理論を前提にした立場を取るほうが，信頼関係を深めることができると考えています。

6 具体的な関わり方

　信頼関係を築く具体的な関わり方について，3つのポイントをお示しします。

① スタッフをよく知る

　1つめは，スタッフをよく知ることです。業務上の行動だけでなく，仕事ぶりや能力，職場での人間関係，価値観やワークライフバランス，何に対して意欲を抱いているか，仕事を行う上でどのような工夫をしているか，どのようなときに達成感や充実感を味わっているのか，といった側面も知りましょう。先入観を脇に置き，興味・関心をもって1人ひとりのスタッフを観察すると思いがけない特性が見えてくるものです。

② スタッフに声をかける

　2つめは，毎日できるだけ多くのスタッフに声をかけることです。声をかける人が固定化されているのなら，できる限りスタッフ全員に声をかけるよう心がけましょう。例えば，朝，ナースステーションに入ってきたスタッフに対して「おはよう」だけでなく「○○さん，おはよう」と名前を呼んでからあいさつします。

　声をかけるということは，その人の存在を認めた結果として行われる行為です。そこに名前を添えることで，さらに「あなたが来たことを私は知っていますよ」とそのスタッフに暗黙で伝えることができます。このように簡単なことを日々継続して行うことが大切です。

③ スタッフの行動をほめる

　3つめは，「毎朝，笑顔で患者さんにあいさつしていて，見ていて気持ちがいいわ」など，日々の仕事ぶりをスタッフに言葉で伝えることです。伝える内容は，注意したいことや改めたほうがよいと思うことよりも，その人が行った仕事上の望ましい行動です。つまり「行動をほめ

る」のです。人はできていないことや，至らないところを見つけたりするのは得意なものです。しかし，マズローの欲求階層説やY理論でも説いているように優れている点に目を向け，それを言葉として伝えてみましょう。

7 ポジティブに相手を見ることで信頼関係を築く

　もし，スタッフの優れている点が見つからない，ほめるところがないと感じたとしても，自分の物事に対する見方を変える練習と考えて挑戦してみてはいかがでしょうか。物事の見方は人によって異なります。例えば，水が半分入っているコップを見て，「コップに水が半分も入っている」と考えるか，「コップに水が半分しか入っていない」と考えるかは，人によって異なります。**事実は1つでも解釈は何通りもあります。**自分の思い込みをいったん脇に置いてスタッフをもう一度見ると，「何をするにも時間がかかる人」は「慎重に行動する人」「せっかちな人」は「決断が早い人」と解釈できます。また，心からほめたいと感じればそれを言葉にして伝えてください。

　スタッフを観察し，よい点を見つけ，スタッフに言葉で伝えていきましょう。人間は感情によって行動を起こすものです。「師長は自分のことをいつも気にかけてくれる」「見ていてくれる」と感じることができる関係があれば，何らかの行き違いがあっても，その関係は壊れにくくなります。

8 信頼関係は永遠ではない

　ただし，信頼関係が結ばれたと思っても永久に続くわけではありません。ほんの些細なことで壊れる可能性を常にはらんでいます。不安や不信が起こるときには何らかの反応や徴候があります。大切なことはそのサインを見逃さず，**小さな不安や不信のうちにその原因を取り除くことです。**

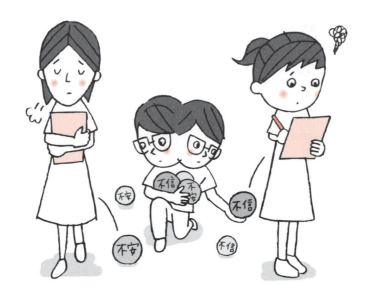

　信頼関係を築くことは短時間ではできません。あきらめず継続していくことが肝心です。

> **事例と実践のポイント**
>
> 　A師長は多くの人が苦手と感じるスタッフと信頼関係をつくるのが上手です。例えば，ほかの人をすぐに怒鳴ったり，勝手な振る舞いをする人でも，A師長とだと仕事がスムーズにいきます。そのコツはというと①つきあう目的を考える，②自分が変わる，の2つだそうです。
>
> 　目標を達成することで，目的を果たすことが師長の役割です。気難しい人はどこにでもいます。1人ひとりに感情で反応していては，マネジメントはできないので，いかに連携できる関係をつくるのかが重要です。A師長はその人と協力関係をつくることが仕事の目的達成のために必要であれば，たとえ苦手と感じる相手であっても，好き嫌いで判断するのではなく協力すると話していました。最優先すべきは仕

事の目的達成であることを師長として考えるというのです。

　また，相手に変わってほしいと思っても，他人を変えることはできません。「過去と他人は変えられない」のです。師長にできることは，自分が変わることです。まず，自分が変わると決めて対応するそうです。「その人の苦手と感じるところに目を向けるのではなく，必要だと思うところや優れているところに目を向けて声をかけるようにしています。自分が変わることで相手が変われば，仕事がしやすくなります」。少し時間がかかっても，それが結局は近道だとA師長は考えています。

考えてみましょう！

①これまでの仕事経験の中でどのように認められてきましたか？
その経験はどのようなものでしたか？

②スタッフが安心する環境をどのようにつくりますか？

● 引用・参考文献

1) ダグラス・マグレガー（著），高橋達男（訳）：新版企業の人間的側面　統合と自己統制による経営．p57，産業能率大学出版部，1970．
2) 前掲1），p64
3) 池田光：図解　きほんからわかる「モチベーション」理論．イースト・プレス，2008．

第 II 部

マネジメントの基礎

第1章

マネジメントを分解する

1 マネジメントの定義と範囲

　看護管理者の行うマネジメントは「看護管理」と表現されます。この「看護管理」の範囲には，看護師長が行うマネジメントだけでなくスタッフによる患者ケアなどの仕事の過程も含めることがあります。ここでは，看護師長が行うマネジメントに限定して「看護管理」と表現し，話を進めていきます。また「看護管理者」は病院において看護師長，看護科長などの名称で呼ばれることが多いことから，本書では「看護管理者」を看護師長と表記しています。

1 「マネジメント」が意味すること

　「看護管理」の「管理」には「範囲を限定し維持・統制する」という意味があります。しかし，筆者は「マネジメント」を「管理」と和訳することは適切ではないと考えています。なぜならば，「範囲を限定し維持・統制する」というと，マネジメントの重要な役割である「発展させる」という意味が伝わらず，誤解が生じる可能性があると考えているからです。

　マネジメントには「管理する」という役割もありますが，それはあくまでも手段であって目的ではありません。マネジメントの目的はケアで結果を出すことを目標にして，組織を発展させることです。「管理」という言葉を強調しすぎると目標と目的を混同してしまいます。

　「マネジメント」を広辞苑（第6版）で調べると，「管理」のほかに「処理，経営」といった意味があります。また，"management"をジーニアス英和辞典（第3版）で調べると，「管理する」のほかに「取り扱う，処理する，やり遂げる」といった意味があります。

　このように「マネジメント」とは，単に規制や統制をするといった意味合いよりも，経営全般のかじ取りをする，よりよく運営していくことであると考えるほうが適切ではないかと思います。

　また，日本看護協会が発行した『看護にかかわる主要な用語』において，「看護管理者の機能は，看護職のもつ能力が有効に発揮され，直接

の業務が円滑に遂行され，24時間最良の看護が提供されるよう，組織の系統，権限及び責任を明らかにし，人事・設備・備品・労務環境を整えることである」[1]と記されています。

つまり，**看護におけるマネジメントとは，病院・施設の売上と利益を確保するために，目標達成に向けて経営資源を合理的，経済的，効率的に活用して最良の看護を提供すること**と定義できるのではないでしょうか。

2 日常生活で無意識に実行しているマネジメント

とはいえ，マネジメントを難しく考えることはありません。私たちは，日常生活においてもマネジメントをしています。

例えば，「食事を作る」という行為を考えてみましょう。ある日の夕食を作る場面を想像してください。まずは，何を何品作るのか，何時に食べるのか，夕食を食べるのは何人か，量はどのくらい必要かなどについて，出来上がりの状態を想像しながら考えます。これらを決めたら，次は食材をどのように調達するかを考えます。買い置きの食材を確認したり，買い物に行くこともあるでしょう。ちなみに筆者は階下に暮らす義母にじゃがいもやニンジン，調味料までもらいにいくことがよくあります。

次に調理の準備の段取りをします。おいしい料理を作るためには作り方（レシピ）が大切です。このレシピに沿って決まった順番に調理していきます。時間内においしく作るためには，効率的な下準備と調理をする必要があります。

ときには，魚を焦がした，調味料が足りないなど予測していなかったアクシデントも起こるでしょう。このような場合には，焦げた材料の代替品を作ったり，別の調味料を使ったりします。

こうして料理が完成します。そして，料理が何時にできたか，おいしかったか，量は足りたか，などを評価して（あるいは家族から評価を得て），食事の後は片付けをします。効率よく洗うためにはやはり準備が

必要です。油脂がついていない食器から洗うなどの手順も大切です。さらに、「食事を作る」目的も明確にすることが重要です。「お腹を満たすこと」なのか「おいしく食べること」なのかによっても、メニューが変わり、評価も変わります。

このように「食事を作る」過程にもマネジメントが機能しています。また、マネジメントは「過程」であることもご理解いただけたのではないかと思います。「食事を作る」ためのマネジメントとは、目的を明確にして計画を立てるところから片付けをするまでの過程全体を指します。

2 経営資源としての「ヒト」「モノ」「カネ」

マネジメントは「経営資源」を活用して行いますが、「経営資源」とは何かについてお話しします。資源とは、いわゆる「ヒト」「モノ」「カネ」「情報」「サービス」「知識」などのことです。

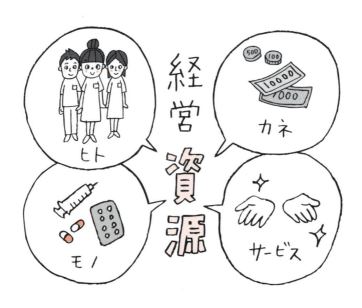

1 経営資源としての「ヒト」＝人材

　「ヒト」とは人材のことです。病院や施設における一番の経営資源はなんといっても「ヒト」です。看護師や医師，コメディカル，事務職員などの人材がいなければサービスを思うように提供することはできなくなってしまい，病院・施設経営は成り立ちません。「ヒト」を雇い，育て，気持ちよく働いてもらうことができるようにマネジメントしていきます。「ヒト」＝人材には，次の3つの側面があります。

　1つめは「労働力」としての人材です。まずは，人材を確保し，さらに採用した人材を活用し，育成することが必要になります。

　2つめは「コスト」としての人材です。人材に対して支払われる報酬は，組織から見れば事業を行うためのコストです。より多くの診療報酬をより少ないコストで生み出すために，働き方や報酬をマネジメントする必要があります。

　3つめは「人間」としての人材です。人材とは1人の人間にほかなりません。1人ひとりに感情があり，人が集まれば人間関係が生じます。そして，感情や人間関係によって人の行動は変わります。

　例えば，新しい業務の追加や人員配置の変化などがあった場合，説明や伝え方が不十分であれば，スタッフが感情を害してトラブルになることもあります。看護師長としてスタッフが安心して働くことができる環境を整えたり，職場内のコミュニケーションを活性化する場をつくるためには，スタッフの感情に配慮することも必要になります。

　また，「ヒト」という経営資源は，「モノ」や「カネ」のように「できること」があらかじめ決まっていません。その活用や育成の仕方によって「できること」が大きく伸びる可能性があります。看護師長はスタッフという人材の「今，できること」だけではなく「将来成長する可能性」も視野に入れてマネジメントすることが大切です。

2 経営資源としての「モノ」「カネ」「情報」

　一方,「モノ」とは設備や機器など形のある資源を言い,衛生材料や部署にある物品,薬剤,リネンなど,多様なものがあります。これらをマネジメントすることによって,効率的で効果的な部署運営が可能になります。必要なものが必要な量だけあり,すぐに使える状態になっていることは,日々の治療やケアの過程にも影響し,患者の安全にも寄与します。

　また,「カネ」とは資金のことを指します。看護師長の場合,資金を差配するような機会は頻繁ではないかもしれません。しかし,病院・施設全体で考えると,「カネ」である資金をどこにどのように配分するのかは重要な要素です。

　病院における「情報」は院内で取り扱うすべての情報を指します。例えば患者の情報,医業の収益や費用の情報,職員の情報などです。看護師長は,よりよい患者のケアの提供や看護の質向上のために部署(必要に応じて院内)の情報を収集し,分析し,伝達や掲示をすることによってマネジメントします。

3 経営資源としての「サービス」

　このほかの経営資源として「サービス」があります。病院が顧客に提供しているのはそのほとんどが「サービス」です。「サービス」には次の特徴があります。サービスは活動であり形がありません(無形性)。そして,提供すると同時に消費されるため,サービスは場所に依存します(同時性)。この同時性ゆえに在庫が不可能です(消滅性)。また,従業員や顧客,環境などの条件次第で品質に差異が生じます(異質性)。一般的にベテランスタッフは新人スタッフよりも高い技術をもっています。採血するというサービスでも提供者の施術の熟練度によって品質は異なります。さらに,カスタム化の度合いも大きくなります(カスタマイズ)。これは,「患者の個別性に合わせた看護」を指します。

　また,サービスは顧客に一方的に提供されるものではなく,よい効果

表1 看護マネジメントのためのサービス分類モデル

		顧客に近い実践かどうか	
		患者には見えにくい実践	患者に直接かかわる実践
組織的課題か／個人的課題か	病院組織としての課題	・採用計画 ・人的資源育成・教育計画 ・能力評価・昇進昇格制度 ・安全対策・施設設備計画 ・診療材料・薬剤採用 ・物流システム ・廃棄物処理計画 ・情報管理体制 ・経営方針の策定	・人員配置と役割分担 ・施設設備管理 ・接遇方針
	看護師個人の技術的な課題	・卒後・継続教育・OJT ・記録・情報の共有 ・健康管理	・業務の割り振り・分担 ・看護計画・目標の設定 ・知識・技術情報の活用

〔井部俊子（代表者）：「サービスマネジメントをフレームワークとした看護管理学の体系化に関する研究」平成19～21年度科学研究費補助金（基盤研究(B)）研究成果報告書, p16, 2010. を一部改変〕

を上げるためには，提供側と受け入れ側の双方の積極的な参加が必要です。そして，結果のみでなく，過程も結果と同等もしくはそれ以上に評価されます。

　このような特徴をもつサービスをマネジメントすることは「サービス・マネジメント」と言われています。**サービス・マネジメントとは，組織の経営方針に基づいたサービス活動のしくみをつくり，サービスの提供側と受け入れ側との相互作用を通じてその品質を向上させること**であり，さらには，**一連のサービス活動が組織全体としてよい循環となるようコーディネートすること**と言えます。看護管理者がマネジメントすべきサービスを井部らは**表1**のように分類しています[2]。

4 経営資源としての「知識」

　「知識」も資源の1つです。この知識を活用するマネジメント手法が「ナレッジ・マネジメント」です。

① ナレッジ・マネジメント実践プロセスの3段階

ナレッジ・マネジメントの実践のプロセスには，次の3つの段階があると大串は述べています[3]。

第1段階は，既存の知識をいかに活用するかということです。ここでいう知識とは書物に記されている知識だけではなく，組織に所属している1人ひとりがもっている個人的・経験的な知識も含むため，このような知識の活用には，個々人のもっている知識の共有が前提となります。しかし，既存の知識を共有・活用しても解決できない問題に対しては，新たな知識を創造するしかありません。この新たな知識の創造が第2段階です。そして，新たな知識が創造され，それを実践することでこれまでにはない新しい経験が生み出されます。新しい経験は新たな知識を生み出すことを可能にします。これが第3段階です。この知識を創造し続ける発展的なプロセスがナレッジ・マネジメントの本質的な部分だと大串は述べています[3]。

② ナレッジ・マネジメントの実践段階における看護師長の役割

部署でのナレッジ・マネジメントの実践段階における看護師長の役割は3つに集約されると言われています。

1つめは**知識の共有を促進する環境をつくること**です。ナレッジ・マネジメントの前提は知識の共有ですから，そのための場づくりが必要になります。2つめは**知識の効果的な実践を可能にする組織をつくること**です。知識が共有されても，それが実践されなければ意味がありません。3つめは，**知識の質を高める継続教育を実践すること**です。既存の知識の共有・活用だけではなく，新たな知識の創造を実現するためには，計画的な継続教育の実践が重要になるからです。

3 マネジメントの要素

マネジメントには，さまざまな機能があります。それぞれの経営理論

ではマネジメントをカテゴリに分類して特徴づける試みを行っています。看護のマネジメントにおいては，古典的な経営学の研究を検討して作成された指標である Management Index for Nurses Ver 2.1（MaIN2）があります（筆者はこの開発メンバーの一員として参加）。MaIN2 におけるマネジメントの要素は，「計画」「動機づけ」「教育」「コミュニケーション」「組織」「アウトカム」です[4]（第Ⅱ部第7章，p104～105 も参照のこと）。また，日本看護協会看護婦職能委員会では，看護管理者の仕事を「計画」「組織」「指示」「統制」と4つの要素として記しています[5]。

本書ではマネジメントを6つの要素に分解しました。すなわち「信頼関係を築く」「スタッフのやる気を引き出す」「スタッフを育てる」「チームのありたい姿を共有する」「仕事をしくみ化する」「成果を評価する」です。次章から，それぞれの要素と要素間の関連などについて解説していきます（「信頼関係を築く」は第Ⅰ部第2章参照）。また，リーダーシップはこのマネジメントの6要素のすべてに含まれていると考えています。

考えてみましょう！

①あなたなら看護マネジメントをどのように定義しますか？

②「ヒト」「モノ」「カネ」「情報」「サービス」「知識」の経営資源を現場でどのようにマネジメントしますか？

● 引用・参考文献

1）社団法人日本看護協会：看護にかかわる主要な用語—概念的定義・歴史的変遷・

社会的文脈. p38, 2007.
2) 井部俊子(代表者):「サービスマネジメントをフレームワークとした看護管理学の体系化に関する研究」平成19～21年度科学研究費補助金(基盤研究(B))研究成果報告書. p16, 2010.
3) 大串正樹:ナレッジマネジメント―創造的な看護管理のための12章. pp167-168, 医学書院, 2007.
4) MaIN 研究会(著), 井部俊子(監修):ナースのための管理指標 MaIN 第2版. pp9-10, 医学書院, 2010.
5) 日本看護協会看護婦職能委員会(編):看護婦業務指針. p89, 日本看護協会出版会, 1995.

第 **2** 章

スタッフの「やる気」を理解する

II マネジメントの基礎

1 「やる気」とは

　この章ではやる気に関する理論と，人がやる気になるときに大事な3つの感覚についてお伝えします。

　筆者が「やる気」という言葉で思い出すのは，小学校時代に新しい校長が赴任してきたときの朝会でのあいさつです。校長が「今日は，皆さんにプレゼントがあります」と言うので，当時低学年だった筆者は「鉛筆かな，ノートかな」とわくわくしていました。しかし，校長は「それは3つの気，『元気』『やる気』『本気』です」と続けるではありませんか。当時の筆者は「そんなもの，いらないわ」と，とてもがっかりしました。

　しかし，今あらためて考えると，仕事をする上でこの3つの「気」は必須だと思います。「元気」でなければ仕事ができません。「やる気」がなければ仕事にとりかかることはできません。そして「本気」でなければ成果は出せません。3つの「気」のどれが欠けても仕事をやり遂げられないのです。「スタッフのやる気を引き出す」とは，スタッフを元気づ

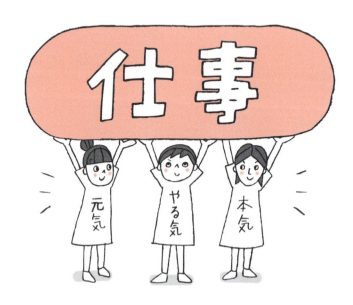

け，スタッフの本気を支援することです。
　「やる気」は「動機づけ」「モチベーション」という言葉に置き換えることができます。ここでは「やる気」という言葉を中心に使い，必要に応じて「動機づけ」「モチベーション」という言葉を使い分けていきます。
　組織心理学者の田尾は，モチベーション(motivation)の語源はラテン語の"movere"であり，英語の"move"に相当するものだとしています[1]。"move"は「何かを求めて動く」ことです。田尾は「モチベーションとは，何か目標とするものがあり，それに向けて，行動を立ち上げ，方向づけ，支える力である」[1]と定義しています。
　また，池田は，「行動を立ち上げるとは，欲しい気持ち（動因）と欲しい気持ちを満たすもの（誘因）の両方がそろったときに起こる意欲のようなもの」[2]と述べています。
　つまりやる気とは，欲しいものや目標があるときに何かをしようとする意志のことです。
　また，やる気は，出してもらうものではなく自分で出すものです。看護師長の仕事は，スタッフが自ら出したやる気を持続できるよう働きかけつつ，やるべきときにはスイッチを入れるようにやる気を高めることです。

2 やる気を分析する

1 やる気を引き出す要因から

　やる気をもたらす要因は「外発的動機づけ」と「内発的動機づけ」の2つに分けることができます。
　「外発的動機づけ」とは，自分の外側からの刺激によって意欲を引き出すことを指します。外側からの刺激とは，給与や昇進など，自分の外側の環境や人から与えられるような，いわばご褒美となるものです。仕事をすることで金銭を得るという「外発的動機づけ」は貨幣経済社会では生存の欲求を満たします。看護師にとっても給与や有給休暇の取得

表2 やる気に関する理論

理論	例
コンテント理論	マズローの欲求階層，2要因理論(動機づけ・衛生理論)，達成欲求理論
プロセス理論	期待理論，選択理論，公平理論

率，寮などの住居環境の充実は「外発的動機づけ」です。また，「ほめられる」「仲間に受け入れられる」「患者に感謝される」といった無形のものも「外発的動機づけ」に含まれます。

一方，「内発的動機づけ」とは給与や昇進などに関係なく，自分の心の内側から「やりたい」という気持ちが起こることです。同時に，仕事は自己実現をしたいという欲求も満たします。看護師にとっての「内発的動機づけ」とは看護という仕事そのものにやりがいをもって，積極的に活動している状態や，看護することが楽しくて仕事以外でも看護に関する学習をしたり，看護に結びつけて物事を考えているような状態をいいます。

やる気になるためには「外発的動機づけ」「内発的動機づけ」のどちらの動機づけも必要なのです。

2 やる気になるプロセスとその源から

また，やる気に関する理論は，やる気の源になるものは何かを説明する「コンテント理論」と，人はどのようにしてやる気になるのかを説明する「プロセス理論」に分けることができます。

コンテント理論の例として，A. H. マズローの欲求階層説，2要因理論(動機づけ・衛生理論)，達成欲求理論などがあります。また，プロセス理論には，期待理論，選択理論，公平理論などがあります(表2)。

3 モチベーション理論の概要

上記にあげた理論について概要をお伝えします。マズローの欲求階層説については第Ⅰ部第2章(p.15)を参照ください。

① 2要因理論(動機づけ・衛生理論)

コンテント理論の中でも，2要因理論は，内発的な動機づけと外発的な動機づけの両方を含む理論で，臨床心理学者F.ハーズバーグが提唱した仕事における満足と不満足を引き起こす要因に関する理論です。人の欲求には，人間として成長し，自己実現を満たしたいという欲求(動機づけ要因)と，意欲を減退させず，不快を回避したいという欲求(衛生要因)という別々の独立した欲求があるという考え方です。動機づけ要因は，仕事における満足感が満たされると「やる気」につながりますが，満たされなくても不満足になりません。一方，衛生要因は，満たされないと不満足になりますが，満たされたとしも必ずしも「やる気」になるとは限りません。彼の考え方によると，仕事における満足感をもたらす要因と不満をもたらす要因は別物であるため，不満をもたらす要因を取り除いたとしても，満足感をもたらすことにはならず，不満足感を減らす効果しかないということなのです。つまり，仕事の満足感を引き出すには「動機づけ要因」に不満足感を減らすには「衛生要因」に働きかける必要があるのです。

② 達成欲求理論

マクレーランドが提唱した3つの欲求理論です。3つの欲求とは，「達成欲求」「親和欲求」「パワー欲求」です。

「達成欲求」とは，自分自身がやりとげたい，よりよい成績を上げたい，成功したいという欲求のことです。この欲求が強い管理職は，何事も自分1人でやろうとしますが，組織の中ではすべてを1人で行うことは不可能です。独りよがりのやり方では組織もうまくまとまらなくなります。したがって，何事も自分でやらないと気が済まないという「達成欲求」の強い人は管理職に向いていません。

「親和欲求」とは，人と友好的で親密な関係を築きたい，つながりたいという欲求のことです。この欲求の強い管理職は，部下からよく思われたい，好かれたい，孤立したくないという願望が強いことが特徴で

す。人間関係や感情に配慮しすぎて，ルールや規則が守られなかったり，自分と親しい関係にある特定の部下を優遇し，部下が不公平感を抱く可能性があります。集団やチームでの輪を大切にすることも大事ですが，ときには部下に嫌われることを覚悟で指示や命令をすることも必要です。このように「親和欲求」が強いと管理職には向かないといえます。

　「パワー欲求」とは，組織や職場の目標のために，あるいは他者のためにパワーを発揮したいという欲求のことで，効果的な影響力のことをいいます。この欲求が強い人は，他者をコントロールしたい，影響力を与えたいと思う気持ちが強いため，組織をマネジメントするには適していません。管理職は自分で仕事をするよりも，部下を動かして目標を実現することが責務であることから，利他的で自己統制の効いたパワーを発揮することが必要となります。このようなパワーをマクレーランドは「社会化されたパワー」と名づけています。

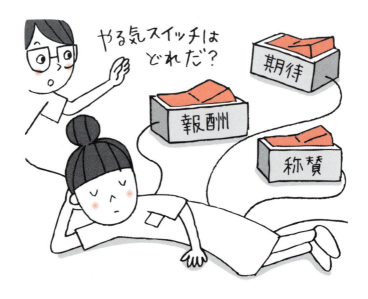

③ 期待理論

V. ヴルームが提唱し，L. W. ポーターと E. E. ローラーによって発展された理論で，どのような要素がそろうと動機づけになるのかを明らかにした理論です。動機づけは「報酬に対する魅力」と「自らが職務遂行に際して労したことは個人的報酬につながるであろうという期待」といわれています。目指すべき目標に対して魅力的な報酬がなくてはやる気になりません。そして報酬が魅力的でも「やればできる」という期待がなくては努力する気になりません。また，その努力がちゃんと報酬に結びつくという確信がもてないと本気にはなれません。つまり，やる気とは，魅力と期待と努力という3つの要素が掛け合わさったもので，少なくとも要素の1つがゼロに近ければ，やる気（モチベーション）もゼロに近くなります。

また，ものごとに対する魅力と期待は主観的なものなので，自分のとらえ方によって大きくも小さくもできます。期待理論は「自分にとって本当に価値があること」で「実現可能性を信じられること」を明確にして，目標を立て，努力すると達成しやすくなるという考え方です。

④ 選択理論

W. グラッサーが提唱した理論で，人は外部の刺激を受けて反応するのではなく，すべての行動は自ら選択しているという考え方です。選択理論には4つの基本概念があります。それは，「5つの基本的欲求」「上質世界」「全行動」「創造性」です。

「5つの基本的欲求」とは，すべての人間がもっている欲求で，身体的な欲求である「生存の欲求」と，心理的な欲求である「愛・所属の欲求」「力の欲求」「自由の欲求」「楽しみの欲求」です。

また，「上質世界」とは，5つの基本的欲求を最も満たす，その人にとっての理想の世界で，その世界は人それぞれで異なります。たとえば，「力の欲求」が強い人の上質世界では，地位や名誉，昇進などが中心になります。人は自分の欲求を上質世界に近づけようと行動します。

「全行動」は、「行為」「思考」「感情」「生理反応」の4つの要素で構成されており、私たちの行動は常にこれらの4要素が絡み合っています。4つの要素はすべて同時に機能していますが、自らの意志で直接コントロールできるのは、「行為」と「思考」です。「感情」と「生理反応」は「行為」「思考」に引っ張られて変わるもので、直接コントロールすることができないものです。例えば、仕事で失敗し、先輩に怒られたとき「私は先輩に怒られたので、落ち込むという選択をしている」と、「落ち込むこと」という「行為」を自らが選択したと考えます。その上で、「怒られたというできごとに対処するために、この落ち込みを選択するという行為はどのように役に立っているのか、もし役に立っていないのならば、もっと役に立つ選択をするには何をすればいいのか」と「思考」することで、仕事がうまくいく方法を考えるなどの選択をすることができます。

選択理論では、自らの行為と思考を選択することで、直接的・間接的に自分の全行動をコントロールできると考えます。4つの要素は車の車輪にたとえられ、「行為」と「思考」がハンドルで操作できる前輪、「感情」「生理反応」が後輪といわれています。また、「創造性」は4つの要素のどれにも付与しているものです。

⑤ 公平理論

アダムスが提唱した理論で、他者と比較して自分が公平に評価されているか否かがモチベーションに影響するという理論です。公平か否かはその人のものごとに対する感じ方や捉え方によって異なりますが、自分が行ったこととそれに見合う結果や報酬が他者のそれと等しいときは、公平と感じ、等しくないときは不公平と感じます。不公平さを感じるとモチベーションが下がり、その不公平さを感じるほど、それを解消しようという方向に動機づけられます。例えば、仕事において、職務に対する労力とそこから得られる報酬を秤にかけて、そのバランスが他者と比較して、不公平と評価するとそれを解消しようという方向に動機づけられるという考え方です。

自分の貢献と報酬の比と他人の貢献と報酬の比が不均等であると感じると，人は次の6つの行動をとるといいます。1つめは，もっと頑張る，あるいはもう頑張らないと自分の労力を増やしたり減らしたりすることです。2つめは，自分の報酬を増やしたり減らしたりすることです。例えば昇給を要請したり，給与を返却したりすることです。3つめは，自分の主観的な貢献と報酬の比を変えます。例えば，自分の経験や能力をこれまでより低く評価する，給与という報酬だけでなく福利厚生などに目を向けるなどです。4つめは，自分と他人とを比較しないで済むよう退くことです。例えば，プロジェクトメンバーを辞めて，プロジェクトとの関わりを断つことで，自分の貢献や報酬と他のメンバーのそれと比較をしない立場に自分をおくことなどです。5つめは，他者に対してもっと頑張るように，あるいは頑張らないように求めるなど，他者に働きかけることです。6つめは，比較する他者を別の人にするなどして，比較対象を変えることです。

4 やる気を高めるモデル

　アメリカの心理学者であるエドワード・L. デシや岩崎玲子は，**人がやる気になるときに大事なものは，「自己決定感」「有能感」「他者受容感」の3つの感覚**だとしています[3)4)]。物事を自分で決めること（自己決定感）で自分の行為に意味づけをすることができれば，納得して行動できます。そして，「自分にはそれができそうだ」という感覚をもつこと（有能感）ができれば，よい結果を得やすくなります。

　さらに，自分だけでなく他者との関係性も，やる気の重要な役割を担っていると言います。人には他者に認められたい，よい関係をつくりたいという欲求があります。「失敗したら先輩や師長から叱られる」という気持ちをもっていては，やる気は起こりません。「先輩や師長の前で間違えても大丈夫だ」という信頼関係（他者受容感）があれば，たとえ失敗しても「もう一度やってみよう」という気持ちになれます。

5 看護師長ができること

やる気をもたらす3つの感覚のそれぞれに看護師長が働きかけることで,スタッフは自らやる気を出して,意欲的に働くことができるようになります。

1 自己決定感──スタッフの思考が変える関わりを

　仕事を自分事として捉えていないと,先輩や看護師長の言うことに従うだけになってしまいます。また「医師が処方せんを書いてくれないから仕事が後にずれて残業になってしまう」「師長が休みをくれないから疲れが残って仕事に集中できなくなってしまう」など,原因を自分以外の人や環境に求めてしまうと,自分が無力だと感じるものです。これらは事実の部分もあるかもしれませんが,自分にできることもあるはずです。ほかの人や環境のせいにしているだけでは,やる気は起こりません。

　このような考え方をしているスタッフは,往々にして自分は悪くない,自分はやるべきことをやっていると考えているものです。ほかの人や環境のせいにするのではなく,自分事として,今自分ができることを探し,行動すると決めることが必要です。

　そのようなスタッフに対して看護師長は,まずその人が残業をしてまで仕事に取り組んでいることを認め,不満を聴きましょう。その上で,医師に対する不満を口にするだけでは状況が変わらないこと,不満が医師にも伝わり医師との関係を悪くする可能性があることを指摘し,現状のままでは自分によい影響がないことを気づかせていきます。また,例えば,その人が医師の立場ならば今の状況をどう思うかなどを問いかけ,自分の主張だけが正しいわけではないことを気づかせていきます。そしてこれまでとは別の行動をとることを自分で決められるよう,解決策を一緒に考えていくなどの支援をします。

　看護師長が支援すべきことは,スタッフの行動を変えようとすることではありません。行動を変えようという関わりでは,スタッフの受け止め

方は,「言われたからやる」という状態になってしまうからです。これでは,仕事を自分のこととして捉えていないため,自己決定に至りません。

看護師長がすることはスタッフの「思考が変える」ための関わりです。「思考が変える」とは,現在のような仕事の仕方を続けていくと自分にどのような影響があるかについて気づき,これからどうするか自己決定することです。まずはその人が看護師長の指摘に納得することです。スタッフ自らが思い至るように何度も言葉の表現や伝え方を変えたり,問いかけたりすることで,相手の「思考が変える」ためのサポートをする必要があります。スタッフによっては気づくまで時間がかかる人もいますが,あきらめるかあきらめないかはあなた次第です。

2 有能感――スタッフの「成果」に敏感になること

自己決定感をもち,自分がコントロールできる物事に集中して行動することで,周囲も変わってきます。そうすれば成果が徐々に出てきます。成果が出れば,「自分にもできる」という自信をもつことができます。

看護師長は,スタッフの成果について敏感になりましょう。成果を出していてもスタッフ本人は気がつかないことがあります。小さな成果ならばなおさら気がつきにくいものです。看護師長は,その小さな成果を見つけ出しスタッフに伝えます。その繰り返しがスタッフの「有能感」を生み出します。自信がもてないスタッフは成功体験が少ないことが多いものです。看護師長は,そのようなスタッフが日々の業務の中で手際よくケアが実施できた,工夫してケアを行った,医師との必要な調整を果たせたなどの小さな成功体験をしっかりと認め,気づかせることで自信がもてるように支援していきます。

3 他者受容感――スタッフから信頼されること

看護師長はスタッフが自己決定感や有能感をもてるように支援しますが,その基盤となるのは信頼関係です。スタッフが「師長は聴いてくれる」「自分を認めてくれている」「わかってくれている」という「他者受容

感」をもつことができれば，自信につながります。

　前提として「他者受容感」という信頼関係があるからこそ，スタッフの「自己決定感」や「有能感」を育むことが，やる気を引き出す有効な支援になります。スタッフに対してどんなに熱心に「思考が変える」働きをしても，信頼関係がなければ心を開いて話を聴いてくれません。

＊

　以上に述べた3つの感覚への働きかけは，看護師長1人で行うものではありません。主任やリーダーそれぞれが自己決定感や有能感をもてるようにスタッフを支援することで部署全体のやる気を引き出し，さらにやる気を高めていきます。

6 部署全体のやる気を高めるために

　部署を構成する1人ひとりのやる気が低ければ，全体のやる気が高まるはずはありません。集団としてのやる気を高めるには，まずメンバー

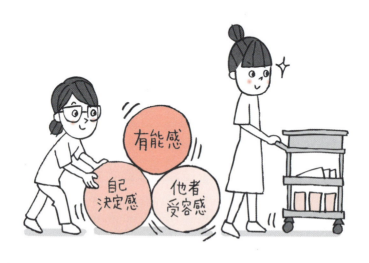

であるスタッフ個々人が自分の力に自信をもつことが必要です。

　自信をもつことで積極的に仕事に関わろうという気持ちになると，周囲とのコミュニケーションが増えます。そしてコミュニケーションが増えると仕事が円滑に進み，成果を出すことができます。成果を出すと，仕事にやりがいを感じるようになり，部署に対する見方も肯定的になってきます。各自の部署に対する肯定的な見方は，部署全体の活力を高めます。部署全体の活力はさらに個々人の仕事への意欲を高め，より高い目標に対して前向きに取り組むことにつながります。

事例と実践のポイント

　B師長は，スタッフのやる気を今以上に高めたいと考えました。それぞれ個々人のやる気はあるのですが，それが部署全体の雰囲気を高めるまでに至っていないため，B師長は部署全体にやる気を浸透させたいと考えていました。そこで，新人の事例検討の課題についてスタッフ全員で協力してもらうよう働きかけました。新人が事例として検討したかったテーマは，ある患者が転倒をした事例についてでした。新人はそのときのことをとても後悔していました。転倒予防の計画を立てたにもかかわらず，転倒を防ぐことができなかったと考えていたためです。B師長はスタッフにも協力を依頼し，新人の事例検討をまとめるために，事例検討会を立ち上げました。実は，この事例については，多くのスタッフが後悔していることを知っていたためです。

　検討会の初回にB師長が人の話を最後まで聴くこと，出てきた意見に対して非難せず，まずは受け止めることという会のルールについて，伝えました。検討会はスタッフが本音を語り合う場となり，新人の事例検討は充実した内容になりました。さらに，スタッフはチームとしてまとまりはじめ，転倒予防という目的に向かって，やる気が高まってきたのです。

　B師長は普段から，スタッフをよく見ていたため，この事例を取り上げて部署全員が関わることで，やる気が高まりチームがまとまると

予測していました。また，失敗事例をスタッフ全員が共有することで，部署内で失敗の体験を話しやすくする環境をつくりました。そして，原因にとらわれるよりも，今後どうしていくかという方向に目を向けさせることで，仕事への取り組みの意欲を喚起しました。

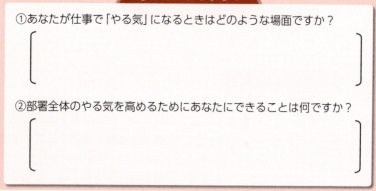

考えてみましょう！

①あなたが仕事で「やる気」になるときはどのような場面ですか？

②部署全体のやる気を高めるためにあなたにできることは何ですか？

● 引用・参考文献

1) 田尾雅夫：モチベーション入門．p15，日経文庫，1993．
2) 池田光：図解　きほんからわかる「モチベーション理論」．p8，イースト・プレス，2011．
3) エドワード・L.デシ，リチャード・フラスト(著)，桜井茂男(訳)：人を伸ばす力—内発と自律のすすめ．新曜社，1999．
4) 岩崎玲子：リーダーのためのモチベーション・マネジメント．PHP研究所，2011．

第3章

「やる気」を引き出す
スキルを身につける

1 やる気を引き出すコミュニケーションスキル

　前章でお伝えしたとおり「やる気」になるときに大事な感覚には「自己決定感」「有能感」「他者受容感」の3つの要素があります[1]。

　看護師長の役割は，これらの3つの要素に働きかけてスタッフ1人ひとりの「やる気」を引き出すことです。以下では，そのために看護師長に必要なコミュニケーションスキルについて説明していきます。

2 「聴く」ことは3つの要素に働きかけるための基本

1 「聴く」ことでスタッフを安心させる

　まず，3つの要素に働きかけるための基本となるのは「聴く」ことです。この「聴く」の前提には，「認める」という考え方があります（第Ⅰ部第2章，p18参照）。「認める」とは，看護師長が「Aさんはこの部署の一員だよ」ということを，Aさんにわかるようにあえて言葉や行動で示すことです。「認める」を基盤とする「聴く」という行為は，看護師長がスタッフの能動的なやる気を引き出すために有用です。その目的は相手（スタッフ）に「安心感」をもってもらうことです。

　人はいろいろな不安を抱えていますが，仕事に関する不安の主な要因には，不慣れな仕事，未経験の業務，異動したばかりの職場におけるなじみのない人間関係などがあります。こうした不安を抱えている状態では，3つの要素が働きにくく「やる気」を出すまでに至りません。そこで，まず看護師長はスタッフの話を「聴く」ことで，スタッフを安心させ，不安を軽減させます。「聴く」ときに注意したいことは，スタッフの話を否定したりさえぎったりせず最後まで聴ききることです。話の途中でスタッフの考えに賛成できないことや話を先回りして理解したと思うことがあるかもしれません。それでもそのような思いをいったん脇に置いて，「この人はこう考えているのだな」と受け止めます。無理に共感す

る必要はありません。話の間だけは気持ちをニュートラル（中立）にしてみましょう。スタッフの話をひと通り聴いた後に，不安の要因を探り当て，対処します。不安が軽減されれば「やる気」の3つの要素にも働きかけやすくなります。

　また，人は自分の考えや思いをきちんと受け止めてくれる相手に対しては，頭の中で整理されていないことや言葉にしにくいことも話せます。頭の中にある考えを言葉にして，自分の声を自分で聞くと，自分の考えを客観的に捉えることができます。そうすると，まとまっていなかった考えを整理することができ，取り組みの優先順位が明確になります。また，これまでは気がつかなかった新たな考えも浮かんできます。こうして，自分で考えたり，決めた答えは自分のものなので納得できます。何かをすることを決めたような場合には，自ら進んで行動できます。

　このように「聴く」ことには，**安心感を与える，相手の頭の中を整理する，相手が納得するという効果があります。**

2 「聴く」ためのスキル

　具体的な「聴く」スキルには「ペーシング」「うなずく・あいづちを打つ」「おだやかな表情を見せる」「リフレインする」「答えを待つ」などがあります（表3）。なお，リフレインには，相手の言葉をそのまま繰り返す，要約して繰り返す，感情の言葉を繰り返すなどの数種類の方法があります。

① ペーシング

　ペーシングとは「ペースを合せること」で，相手の声のトーンや話す速度に合わせることを言います。

　早口で話す人に対しては早口に，ゆっくり話す人に対してはゆっくり話すと相手は，「聴いてもらっている」と感じるために話しやすくなります。また，途中で話をさえぎると，相手はペースを乱されたと感じるため，最後まで口を挟まずに話を続けてもらうことも大切です。

表3 「聴く」スキルの具体例

「聴く」スキル	具体的な方法
ペーシング	相手と声のトーンや速さを合わせる(ゆっくり話す人にはこちらもゆっくり話すなど)
うなずく・あいづちを打つ	タイミングよく「なるほど」「そうですね」などと返答する
おだやかな表情	話の内容によっては笑顔でもよい。眉間にしわを寄せるなど,不機嫌に見える表情では相手は話をしにくい
リフレイン	「今日,楽しかったんだ」という相手の言葉に対して「楽しかったんですね」など言葉の一部を繰り返す
答えを待つ	質問をした際に,相手が考えていてすぐに答えられないこともあるので,質問を被せるのではなく答えを待つ

② うなずく・あいづちを打つ

相手が話す合間にタイミングよくうなずいたり,「はい」「なるほど」「そうですか」などのあいづちを打つと,「話を続けてもいいのだな」と感じるため,話しやすくなります。言語と非言語の両方を使うスキルです。

③ おだやかな表情

話を聴くときはおだやかな表情でいることが大切です。どのような話の内容であれ,怒った顔をしている人には話をしたくなくなります。話の内容にもよりますが,笑顔も話しやすいものです。また,表情のほかに視線にも気をつけましょう。話し手の目を見つめすぎても,避けすぎても不自然です。時々視線を合わせることを心がけましょう。

④ リフレイン

例えば,「今日,楽しかったんだ」という話し手の言葉に対して「楽しかったのですね」などのように言葉の一部を繰り返すことをリフレインといいます。多用すると,機械的な印象を話し手に与えてしまい,逆に話を聴いてもらっていないと感じさせてしまうため,注意が必要です。あいづちと併用して使いましょう。話し手の感情を表現した言葉を繰り返すと,「理解してもらっている」「話を聴いてもらっている」と感じて

もらえます。

また，話を整理できずに話す人に対しては，内容を要約する（パラフレーズ）ことも有効です。

⑤ 答えを待つ

相手に質問をしたときに，すぐ返答できないことがあります。そのような場合，質問を重ねたり，先回りをして話すのではなく，相手が答えを口に出すまで待ちましょう。特に，普段考えてもいなかったことを質問されると答えるのに時間がかかることがあります。このようなときは沈黙をおそれずに少なくとも5秒は待ちましょう。

このほかに，身体の使い方も大切です。話を聴くときはおへそを相手に向けるイメージで，顔だけでなく身体ごと相手のほうを向きます。また，相手との位置はハの字や90度の位置になるよう心掛けます。真正面から向き合うと，対立していると感じさせることがあるので避けます。また，手足を組む動作はやめましょう。自分を防御している，身構えていると相手に感じさせてしまいます。

3 「質問する」ことで気づきを引き出す

次のコミュニケーションスキルは「質問する」です。私たちが普段の会話の中で使う「質問」は情報を収集することが目的です。しかし，やる気を引き出すための「質問」は，答える側の「気づき」を引き出すことが目的です。

1 成功につながる展開型の質問

質問には，「はい」「いいえ」で答えられる限定型の質問と，相手が自由に答えられる展開型の質問があります（表4）。限定型の質問では，思考が深まらず，相手に考えてもらう機会を少なくしてしまうため，やる気を引き出すためには，展開型の質問を多く用います。展開型の質問

では,「いつ」「どこで」「誰が」「何を」「どのように」の4W1Hを使います(「なぜ」の使い方については後述)。**具体的な問いかけをすることで,相手の内側にある答えを引き出していくことができます。**例えば,「今日は朝食を食べましたか？」は限定型の質問,「朝食は何を食べましたか？」が展開型の質問です。2つの質問を比較すると,どちらの質問がより自由な回答を引き出すかがわかると思います。

質問されるスタッフは,展開型の質問によって,これまで考えていなかった視点から物事を考えることになり,新たな答えに気がつきます。そしてより多くの答えの中から実行できそうなものを選択して行動することで,成功の確率を高めることができます。その成功が3つの要素に働きかけ,その人の「やる気」を引き出すことにつながります。

2 限定型の質問のメリット

限定型の質問は会話の始まりや終わりの確認の際に使うと有効です。特に初対面の人との会話の始まりに限定型の質問をすると相手は答えやすいので,その後の会話がスムーズになります。また会話の終了時に例えば「○○をしますか？」「明日までに○○ができますか？」と使うと,

表4 展開型の質問と限定型の質問

	展開型の質問	限定型の質問
意味	質問に対する答えが決まっておらず相手が自由に答えられる質問	「はい」「いいえ」など相手の答えが限られている質問
使う場面	・より多くの意見を出してほしいとき ・相手により深く考えてほしいとき ・相手の視点を変えたいとき ・話や発想をより具体的にしたいとき	・面談の最初で相手の口が重いとき ・話の論点を絞り込むとき ・理解や合意を確認するとき ・決断を迫るとき
質問例	「ほかにどんなアイデアがありますか？」 「ほかにどのような原因が考えられますか？」 「あなたが患者さんならばどうしてほしいですか？」 「具体的な事例を聴かせてもらえますか？」	「この提案に賛成ですか？　反対ですか？」 「原因は方法にありますか？　目的にありますか？」 「つまり○○ということですか？」 「検討材料は以上でよいですか？」 「この方法で実行できますか？」

お互いに話し合ったことの確認をすることができます。

3 限定型の質問のデメリット

限定型の質問は，状況によっては相手に対する不信や不満を感じさせてしまう場合があります。例えば「あなたの提案で大丈夫よね？」という質問は，「あなたの提案は信用できない」「提案した人があなたであることが不満である」など提案者に対する不信や不満が言外に隠されていると受け取られる可能性があります。そのような可能性を避ける方法として，「この提案で考えられるリスクには何があるの？」のように展開型の質問に変えることがあります。このような転換を図り，**質問の焦点をヒトではなくモノやコトに当てることで，質問される側も客観的に考えることができます。**

4 「なぜ」を使う質問の留意点

「なぜ」を使う質問は注意が必要です。同じミスを繰り返すスタッフに対して「なぜ同じ失敗ばかり繰り返すの？」と相手を責めるような質問をすると，そのスタッフは自分の人格を否定されていると感じてしまいます。子どもの頃，「なぜ勉強しないの？」と両親に言われたことはありませんか？　そして，そのときあなたは何と答えたでしょうか。「今からやろうと思ったのに」「だって，〇〇なんだもん」ではありませんでしたか（筆者はそうでした）。

「なぜ〇〇しないの？」という質問には，「あなたは〇〇するべきなのにしていない」という，「あなた」を非難する響きがあります。その結果，言われた相手は自分を防衛しようという本能が働き，自分を正当化したり，言い訳をしてしまいます。こうしたことを避けるために，「同じ失敗を繰り返す原因は何だと思う？」のように「なぜ」を「何」に置きかえて質問する方法があります。ここでも，焦点をヒトではなくモノに当てることで客観的に考えることを促します。

しかし，責めているのではなく，本当に理由や原因を知りたいときも

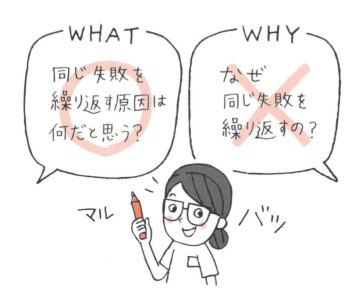

あると思います。そのようなときは，①否定形と一緒に使わない，②前置きとして，理由や原因を知ることで問題解決を図りたい，ということを相手に明確に伝えてから「なぜ」を使いましょう。

4 スタッフのタイプに応じたやる気の引き出し方

以上にあげた，「認める」「聴く」「質問する」を組み合わせながら，スタッフのタイプに応じてやる気を引き出していきます。以下に3つのタイプのスタッフを例に，これらのコミュニケーションスキルの使い方を説明します。

1 仕事に熱心なスタッフの場合

相手が，もともとやる気があるスタッフならば，やる気が継続するような関わりをしましょう。例えば，そのスタッフと面談をする場合には，看護師長はまずその人の話を聴きます。その後，主に展開型の質問

を使って，その人が気づいていなかった答えや，やりたいことを引き出します。そして，その人の希望や強みを生かして成長を支援しましょう。

2 やる気が感じられないスタッフの場合

　日々の仕事はまじめにこなしますが，それ以上の仕事には消極的なスタッフは，現状に満足しておらず，何らかの不満を感じていることが多いものです。このようなスタッフに対しては，信頼関係を築くことから始めます。敬遠せず自分から声をかけていきましょう。

　ポイントは，焦らず時間をかけることです。このタイプのスタッフは，長年の経験から「上司が自分に本気で向き合うはずがない」と考えているので，一度や二度の対話では信頼してくれないかもしれません。長いスパンで考え，面談などの機会を利用して対話を重ねましょう。そして，「仕事に手ごたえを感じていたのはいつでしょうか」「どんなときにやりがいを感じていましたか」などの展開型の質問で，「今，その人にできることは何か，その人がやりたいことは何か」を探しましょう。

　特に，スタッフが自分よりも年長であると，やりにくいかもしれません。この場合の対応として注意すべきことは，年長の人に対しての敬意を忘れず，丁寧な言葉遣いを崩さないようにしつつ，上司として，言うべき指示や命令があるときは，相手が先輩であることに躊躇せず明確に伝えていくことです。

3 新人スタッフの場合

　多くの新人はやる気をもっています。しかし，たいていは仕事に対して自信がもてず，強い不安を抱えています。また，経験の少なさや技術の未熟さゆえに，答えを引き出そうと質問しても答えられないことも多いものです。

　そのような場合には，わからないことやできないことを明確にするために限定型の質問を多く使い，技術や知識を教えていきます。教えられたことが身についてくると，質問に答えられることが多くなってくるの

で，その習熟度によって質問を変えたり，さらに教えたりを繰り返していきます。順調に成長していれば徐々に展開型の質問に答えることができるようになり，答えを自分で導き出せるようになってきます。

わからないことを明確にしようとするあまり質問攻めにしてはいけません。まずは新人の話を聴いてください。その人の努力を認め，できていることを伝えてから，質問に入るという順番を守りましょう。

5 やる気を引き出すことで成長を促す

やる気を引き出すことは同時に，スタッフを育てることでもあります。知識が増え，経験を重ねれば仕事が面白くなり，やる気も出てきます。一方で，やる気をもって仕事をすれば学びたいという意欲も出てきます。看護師長は，やる気を引き出すことでスタッフの成長も促すことができます。

事例と実践のポイント

C師長が，仕事を辞めたいというスタッフと面談をしました。そのとき，C師長の頭をよぎったのは辞めてほしくないという思いでした。しかし，そこで思い直したのは，「とにかく，このスタッフの言い分を聴こう」ということでした。なぜならば，以前，同じように辞めたいというスタッフに対応したときの苦い経験があったからです。そのときにも，辞めてほしくないと思ったC師長は，そのスタッフの話を聴かずに，一方的に説得を試みたのです。しかし，スタッフの意志は変わらず退職となりました。退職の日，スタッフは悲しそうにC師長にこう言いました。「あの面談のときに，話を聴いてほしかった。辞めたいという気持ちをわかってほしかった」と。

この言葉はC師長の頭にずっと残っていました。そしてC師長は今度辞めたいと言いにきたスタッフに対しては，まず話を聴こうと心に決めていたのです。

説得したい気持ちを押さえてスタッフの話を聴いているうちに，そ

のスタッフの退職のきっかけとなったのは，ある仕事の失敗から立ち直ることができずにいることだということがわかってきました。そこで，C師長は十分に話を聴いた後に，自分の失敗談をありのままに語りました。同じような失敗の経験があったのです。すると，スタッフは「師長さんでも，そんな失敗があるのですね」と驚いていました。C師長はその後も，自分が話すよりも，スタッフの話を聴くというスタンスを貫きました。最後に，C師長は考え直すことができないかと伝えると，スタッフは「もう一度考えてみます」と面談を終えました。

　C師長は，自分の気持ちをいったん脇に置いて，スタッフの話を聴くことによって，スタッフは承認されたと感じました。スタッフの気持ちに寄り添い，十分聴いた後であれば，説得も受け入れられやすくなります。

　また，師長が自己開示をして，自分の失敗の経験を語ることはスタッフにとっては，師長を身近に感じ，自分だけではないと思えるものです。

考えてみましょう！

① 「聴く」ための心構えとして必要なことは何でしょう？

② やる気を引き出すために「聴く」以外にどのようなことが必要だと思いますか？

● 引用・参考文献

1) エドワード・L.デシ，リチャード・フラスト(著)，桜井茂男(訳)：人を伸ばす力 ―内発と自律のすすめ．新曜社，1999．

第4章

スタッフを育てる

1 病院における中長期的な人材育成の必要性

　スタッフの能力を高め，部署全体の仕事の質を向上させることは，患者へのケアの質の向上に寄与します。部署を効率よく運営しながら質の高い看護を実践していくために，看護師長はスタッフを育成することが必要です。優れた人材を育成することはマネジメント上の重要な課題です。

　病院を取り巻く環境はますます厳しくなっており，「新人・中途採用者を問わず，できるだけ早く仕事を覚えて，一人前の看護師として働いてほしい」というのが，看護師長の正直な気持ちなのではないかと思います。これは，病院の経営戦略や外部環境の変化，事業の規模拡大などに応じて，その都度必要な人材に，必要な能力，スキルをできるだけ短期間で教育し，戦力になってもらいたいという，短期的な目標達成に基づく考え方といえます。

　しかし，優秀な人材を育成し部署内（病院内）に保持することは，短期的な教育では実現できません。このようなときに求められる中長期的な人材育成を，中原は「漢方を服用するがごとく，日々の体調変化に関わらず飲用し，中長期の視点に立って健康な身体，すなわち『組織の健全性』を維持していくこと」[1]と説いています。看護師長は，**短期的な教育だけではなく，病院の将来をも見据えた中長期的な教育という視点からスタッフを育てることが大切**です。

2 スタッフを育成する目的

　スタッフは学ぶことによって自分の能力を高め，仕事そのものへの意欲を高めます。仕事に前向きに取り組むことで充実した社会生活を送ることができるようになるとともに，部署で自ら成長していくことや，サービスの質の向上に対する貢献に価値を見いだすことができます。

　また，看護師長が自身の行っているマネジメントの役割を担って仕事

の権限を委譲できる人材を育成することも大切です。そのような人材を育成し，マネジメントの一部を任せることで，看護師長としての仕事の幅を広げることができるようになります。看護師長自身の成長を促すためにもスタッフの育成は重要です。

　経営学的には「人材育成」とは「組織が戦略を達成するため，あるいは，組織・事業を存続させるためにもっていてほしい従業員のスキル，能力を獲得させることであり，そのための学習を促進すること」[1]です。看護師長が理解しておくべきことは，「組織の戦略の達成」「組織・事業の存続」を目的として「学習を促進する」ということです。研修の実施や学会への参加，看護研究の実施など，「学習を促進する」ことは目的ではなく手段です。研修の実施が目的になってしまうと，短期的な知識の修得にのみ目が向けられ，本来の目的である「組織の戦略の達成」「組織・事業の存続」がおざなりになってしまいます。看護師長は，スタッフを育てる際にも，鳥の目と虫の目をもって（第Ⅱ部第5章，p.79参照），目的によって視点を変えながらマネジメントを実践する必要があるのです。

　中長期的な視点でスタッフを育てるために，看護師長は以下の3点に留意してスタッフの学習を支援します。

① 部署に必要な人材を明確にする

　「看護者の倫理綱領」には「看護者は，常に，個人の責任として継続学習による能力の維持・開発に努める」[2]とあります。「計画的にたゆみなく専門職業人としての研鑽に励み，能力の維持・開発に努めることは，看護者自らの責任であり責務」[2]です。

　看護師長はスタッフ自身が決めた目標に向けて学ぶ意欲を助け，行動することを支援します。そのために，看護師長は明確なビジョンを共有します。**人材育成に関するビジョンとは，「部署に必要な人材とはどのような看護師なのか」を明確にすることです。**

　例えばOn the Job Training（以下，OJT）による新人教育の場合を考

II マネジメントの基礎

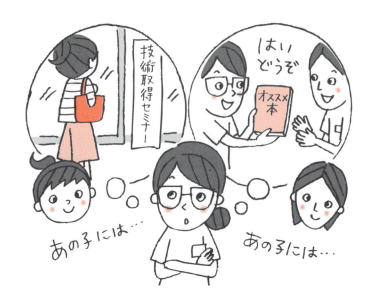

えてみましょう。OJTは単に現場に出て仕事のやり方を教えるというものではなく，職場の上司や先輩が部下や後輩に対し，具体的な仕事を通じて仕事に必要な知識・技術・技能・態度などを意図的・計画的・継続的に指導し，修得させることによって全体的な業務処理能力や力量を育成するすべての活動です。「意図的・計画的・継続的」に指導するには，前提として，OJT期間終了後の姿を明確にすることが必要なのです。そして，「OJT期間終了後の姿」に求める能力をどのくらいのレベルで身につけるか，そのために必要な教育は何か，どのように教えればよいのかなどについて，教育担当者をはじめとするスタッフと共に具体的に計画を立てていきます（表5）。

❷ 学習を支援する環境を整える

看護師長は全体を見渡して，スタッフが共に学び，積極的に学習に取り組めるような場を整える必要があります。獲得した知識を個人だけのものに留めず，部署全体で共有し，積極的に活用することも看護師長の

表5 OJT 計画書に記入する事項

記入事項	注意点
① OJT 対象者名	対象者が複数の場合も考えられるため,誰のための計画書なのかがわかるようにする
② OJT の実施期間（〇月〇日～〇月〇日）	③との兼ね合いでどのくらいの期間が必要なのかを考えて記入する
③ OJT 目標	「何のために」「どのような能力」を「どのレベル」で身につけるかなどについて,実施期間終了後の目指す姿を記入する
④求められる能力	必要な能力に対する現状と目標のギャップを明確にして,身につけるべき能力を記入する
⑤指導方法	「いつ」「どのような業務」を行い,「誰が」指導するかを記入する
⑥そのほかの研修	OJT 以外の方法で「どのような研修」を「いつ」「どこで」受講するかを記入する
⑦評価	②で決めた期間が終了したら指導者と対象者が双方で確認し,「どこまでできるようになったか」「どのような能力を身につけたのか」を記入する
⑧中長期目標	1年以上先に対象者自身が取り組みたいこと,どのような看護師になりたいかなど,中長期的な目標を記入する（OJT 開始時には記入していなくても可）
⑨コメント記入欄	指導者の反省や次への対応方法などの必要事項を記入する

大切な役割です。

大串は,知識を共有し,活用し,さらには新たな知識の創造を可能にする条件として以下の3つをあげています[4]。

❶場に一貫性があること

大串は「場にはそこに参加するスタッフ全員の共通した目的が必要であり,そこに一貫性がなければ集まった知の結束が乱れる」[4]と言います。例えば,勉強会を開催するのであれば,「なぜこの勉強会が必要なのか」「この勉強会によって得られる知識や技術は何か」「業務にどう活かせるか」など,勉強会の意図や目的を明確に設定しスタッフに伝えましょう。スタッフの企画した勉強会であれば,看護師長はその意図や目的が何か,ほかのスタッフに伝えているかなどを確認し,指導します。

❷ 多様性があること

　部署にはさまざまなメンバーが集まり，それぞれ多様な経験があるため，1つの物事を多面的な視点で考えることができます。画一的な視点に捉われないことで，新たな知識や技術を生み出せる可能性があります。ここに一貫性が加わることで，視点や意見を拡散させるだけでなく集約することができます。例えば勉強会で発言するメンバーが固定しないように，発言の少ないメンバーに発言を促したり，他職種と合同で開催するなどによって多面的な視点で学べるように工夫します。

❸ 自律性を活かすこと

　よい学びの場をつくることができれば，そこに参加するスタッフは積極的に関わり，それぞれの視点を活かしながら学びを深めていきます。その方向性がビジョンとして明確になっていれば，「場における自律的・部分的な最適と，全体との一貫性は保たれるはずである。自由な状況を与えることで，自ら考え，自ら判断し，自らで方向性を制御しながら，最適な知を生み出していく」[4]と大串は言います。スタッフが希望するテーマを学ぶ機会をつくる，講義という形式にとらわれずワークやゲーム形式で自由な状況を設定する，スタッフに企画や進行をすべて任せるなどによって自律性を活かすことを考えます。

　これらの3つの条件を整える前提として，看護師長が，日頃からスタッフと信頼関係を築き，ありたい姿を明確にして繰り返し伝えることが必要です。とはいえ，部署にはさまざまな考え方や価値観をもったスタッフが集まります。なかには，学習することに消極的な人もいるかもしれません。そのようなスタッフが，学習の必要性について実感をもてるよう学習したことを現場で活かせるような勉強会を計画します。また勉強会の場で自由に発言できるためには，日頃からスタッフの多様性をお互いに認め合う部署の雰囲気をつくっていくことが必要です。そのためには，まず看護師長がスタッフの意見に耳を傾けることです。

③ 資源を提供する

　看護師長は，スタッフが興味をもっていることに関心をもち，その人に必要と考えられる情報を提供することで学びを支援することができます。例えば，院外の研修会やセミナー，学会などの情報を収集し，スタッフの興味に応じて提供します。予算があれば，部署での雑誌や書籍の購入も可能でしょう。最近では，インターネット上の無料の動画，eラーニングなども多くあります。あらゆる資源を提供し，スタッフの学びを支援しましょう。

3 経験学習とは

　成人の学習方法として効果的なのは，仕事の経験を通して学ぶことだと言われています。優れたマネジャーの経験を長年調査してきたアメリカのリーダーシップ研究の調査機関であるロミンガー社の調査によれば，成人における学びの70％は自分の仕事経験から，20％は他者の観察やアドバイスから，10％は本を読んだり研修を受けたりすることから得ていると言います[1]。

　人が大きく成長するきっかけとなる経験は，その人にとって新規性の高い仕事をすることです[5]。新規性の高い仕事とは，初期の仕事経験，異動に伴う不慣れな仕事や初めての管理職，上司から学んだ経験，できない部下，扱いにくい上司との経験をいいます。自分がやったことのない仕事をするために，新しい知識やスキルを獲得する必要があるため，これらの経験を通して大きく成長することができます。

　デービット・A.コルブは経験学習サイクルを提唱しています（図5）。この図は，「具体的経験」をした後，その内容を「内省し」，そこから「教訓を引き出し」て，その教訓を「新しい状況に適用する」ことで，学ぶというサイクルを示しています。手を伸ばせば届くくらいの難しい課題を明確にして，実行した結果についてどこがよかったのか，悪かったのかの情報を得て，次の機会に活かすことができるよう練習や仕事のやり方

II マネジメントの基礎

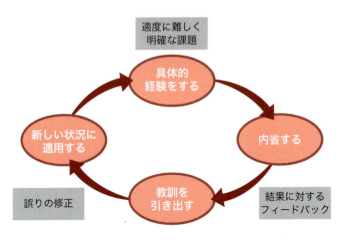

図5 コルブの経験学習サイクル

を工夫することで,人は成長できるといえます。

経験学習は,看護職においても必須です。なぜならば看護師の学びは体験を通じた知識の獲得であることが多いからです。この経験学習のサイクルをうまくまわすには,スタッフ本人だけでなく,看護師長の支援が必要になってきます。

4 仕事の経験から学ぶための支援

看護師長がスタッフの仕事経験を通して得た学びをマネジメントすることも大切です。例えば,スタッフに通常業務とは異なる役割を経験させることで,スタッフが新たな知見を得る場を用意します。病院内の委員会のメンバーにスタッフを任命したり,ある患者の状態や特性とそのスタッフの向上させるべきスキルが関連する場合,そのスタッフをその患者の受け持ちとして任命したりすることなどです。

勝原は,「看護師は,昇進,昇格による役割の移行だけでなく,現在与えられているスタッフとしての役割をもちながら,並行してプリセプ

ターやリーダーなどの新たな役割が付与されていることが特徴である」と言っています[6]。そしてこの同時並行で求められる役割が次の成長へ移行するための橋渡しになっており，それらをうまく渡ることができると，1つ上の段階に移ることができると述べています[6]。看護師長が橋渡しをサポートすることがスタッフの成長を促します。

　看護師長は，日常の業務でもスタッフの成長を意識して役割分担をしましょう。例えば，「教育する」ことを学ばせるためにスタッフを部署内の教育担当者に任命することなどがあげられます。筆者がある病院の教育担当者に話を聞いたところによると，教育担当を積極的に希望してその役割を担うスタッフは少なく，看護師長から任命されることが多いようです。スタッフの中には，任命されたものの，「教えた経験がないために自信がない」「担当者としての責任が重い」などの不安を感じている人もいます。看護師長は，そのスタッフに期待していること，教育担当者になることで何を学んでほしいかを明確に伝えましょう。同時に，教育担当者をサポートする体制を整え，このような役割を担う人が不安

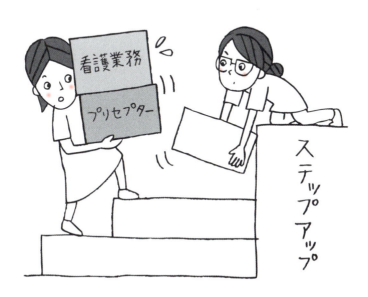

や負担を感じているときには，その不安を受け止め，ときにはねぎらいや感謝を示しましょう。

5 部署全体で学び合う雰囲気を醸成する

また，部署全体で学び合うという雰囲気をつくるのも看護師長の仕事です。例えば，新人の教育に関しても，教育担当者だけではなく，直接指導するスタッフ，指導を受ける新人も含めて，部署全体で指導しながら学び合うという雰囲気をつくり上げることが大切です。

前述したように，「部署に必要な人材とはどのような看護師なのか」というビジョンを折に触れ伝えることや，情報を提供することも，そのような雰囲気をつくるのに役立ちます。

また，ビジョンを具体的な行動に落とし込むための話し合いをし，行動を明確にしましょう。それがスタッフ全体に浸透するように，ポスターにして部署全体で共有するなど，看護師長から行動を起こしていきましょう。こうしたビジョンを部署全体に浸透させるには時間がかかるかもしれませんが，あきらめずに続けていくことが大切です。

事例と実践のポイント

D師長は，スタッフに希望する院外の研修へ行ってもらっています。ただし，希望する理由は必ず現場での経験に基づいていることを条件としています。例えば，認知症の方の看護について成果が十分でなかった経験を理由とするスタッフには，そのときに自分が看護した内容と不足していることを具体的に話すことを求めています。また，研修の参加後には，ほかのスタッフに学んできたことを発表する場を設けています。発表する内容は，学んだことに加えて，それを現場でどのように活用するのかという具体的な方法の提案です。提案したことは，部署で取り入れます。そして，一定期間やってみて，その結果がどうだったのかと今後への活用についても再度話し合います。

そうすると，スタッフの研修への取り組み方が変わります。学習を現場に活かすという発想に変わり，やる気も出てきて，かつ部署の看護の質も向上してきました。「看護師はなによりも看護実践の上達を望んでいます。しかし，ただ研修に出ても机上の空論になってしまいます。学びを現場に還元し，それが部署全体の看護の質の向上につながるよう，師長として常に考えています」とD師長は言います。

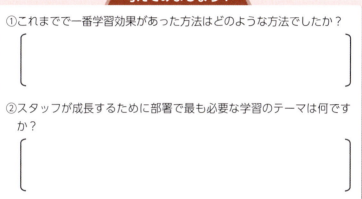

考えてみましょう！

①これまでで一番学習効果があった方法はどのような方法でしたか？

②スタッフが成長するために部署で最も必要な学習のテーマは何ですか？

● 引用・参考文献

1) 中原淳：研修開発入門―会社で「教える」，競争優位を「つくる」．p19, p35, ダイヤモンド社，2014.
2) 公益社団法人日本看護協会：看護者の倫理綱領．http://www.nurse.or.jp/nursing/practice/rinri/rinri.html(最終閲覧日 2016/7/12)
3) 寺澤弘忠，寺澤典子：OJTの基本―教え，教えられながら共に学び共に育つ．PHPビジネス新書，2009.
4) 大串正樹：ナレッジマネジメント―創造的な看護管理のための12章．pp77-78, 医学書院，2007.
5) 松尾睦：職場が生きる人が育つ「経験学習」入門．pp49-50, ダイヤモンド社，2011.
6) 勝原裕美子：看護師のキャリア論．p161, ライフサポート社，2007.

第 5 章

チームの「ありたい姿」を共有する

1 病院理念とは

多くの病院では，理念が掲げられています。理念とは病院の存在意義や使命を普遍的な形で表したものです。病院長は「病院は何のために存在するのか」「病院の運営をどのような目的，形で行うことができるのか」を示した病院理念によって，基本的な考え方を内外に伝えて共有し，職員に対して行動や判断の指針を与えることができます。理念自体に職員が賛同すれば，働くためのモチベーションになり，求心力にもつながります。

部署をマネジメントする看護師長の仕事は病院理念の実現です。

「理念」は「ビジョン」という言葉に置き換えても差し支えありません。大串は，「ビジョンに裏付けられた実践の繰り返しが，組織文化を通じて，看護実践の質を飛躍的に高める」[1]と述べています。また大串はよいビジョンの特徴として，以下の5つをあげています[1]。

① 具体的であること

病院内部に向けたビジョンが抽象的すぎると病院職員は共感できません。「質の高い医療を提供する」といった言葉は確かにその通りではありますが，当たり前で行動の指針にはなりえません。「質の高い医療」とはこの病院ではどのようなことを指すのかを話し合い，具体的にすることが大切です。「質の高い」とは何か，どのように患者に接することかなどが具体的になるほど病院職員は共感しやすくなります。

② 簡潔であること

長い文章は覚えにくく，忘れられてしまいがちです。短くても深い意味のある言葉を探しましょう。例えば，Google社の10の理念の1つは，"Great just isn't good enough."（「すばらしい」では足りない）です。短い言葉の中にも「常に現状には満足しないぞ」というGoogle社の姿勢を感じさせます。

③ 方向性を示していること

　価値判断基準とするためには，病院の目指す方向性を示す言葉を考えましょう。先述のGoogle社の理念は，同社にとって一番であることはゴールではなく，出発点であることを表しています。常に先のゴールへ，という同社の方向性が表現されています。

④ 魅力的であること

　病院職員の誰にとっても「魅力的だ」と感じることが重要です。「自分のため」「仲間のため」「患者のため」「社会のため」という視点から「魅力的だ」と感じることができる言葉を探しましょう。ザ・リッツ・カールトン ホテル カンパニーのモットーは「紳士淑女をおもてなしする私たちもまた紳士淑女です」。すべてのスタッフが常に最高レベルのサービスを提供するというホテルの姿勢が表れており，「ホテルで働く従業員のため」「顧客のため」という意味合いが込められた魅力的なモットーだと思います。

⑤ 個性的であること

　「この病院ならでは」の表現にすることで初めて共感でき，病院の価値観を明確にできます。

＊

　よいビジョンの特徴である5つの要素すべてに該当する理念を病院では見かけることはほとんどありません。しかし，例えば，「患者さんの立場に立った医療」「患者さん本位の医療」「患者さんの満足と幸せへの貢献」などの理念は簡潔であり，患者を中心とした医療の提供という方向性を示しています。また，「地域の皆さんから信頼される病院」のような理念は具体的な表現といえます。

　例えば，医療法人財団献心会川越胃腸病院の3つの経営理念のうちの1つは「集う人の幸せの追求」ですが，スタッフを「集う人」と表現しているのは個性的であり，病院のスタッフに対する考え方が表れていま

す[3]。また，聖路加国際病院の理念は英文で，「This hospital is a living organism designed to demonstrate in convincing terms the transmuting power of Christian love when applied in relief of human suffering」です[4]。日本語では「キリスト教の愛の心が人の悩みを救うために働けば苦しみは消えてその人は生まれ変わったようになる この偉大な愛の力をだれもがすぐわかるように計画されてできた生きた有機体がこの病院である」です。聖路加国際病院の創設の意を表現している個性的な理念です。この理念は宣教医師であるルドルフ・トイスラー博士によって創設されました。

2 「ありたい姿」とは

　ほとんどの場合，病院理念は簡潔な文章やキーワードで示されているため，看護師長は理念を部署の「ありたい姿」として具体的にして，スタッフにわかりやすく伝える必要があります。

　「ありたい姿」とは，病院理念に示された組織の方向性をわかりやすく具体的に示したものです。また，「こんな職場にしたい」という未来の姿です。「ありたい姿」は部署の１人ひとりの価値基準となり，行動指針になります。「ありたい姿」とはどのような姿なのかを部署全体で共有し，理解し合い，納得できれば，スタッフは迷うことなくその方向に進んでいくことができます。

　例えば，「患者１人ひとりが満足するケアを提供する」ことと「残業なく定時に仕事を終わらせる」ことは，どちらも大切ですが，同時に成立させるのが難しい場合もあります。このような場合でも，「患者の満足と協働を大切にする病棟」のように「ありたい姿」が明確であれば，それを価値判断基準とすることで，「何を最優先するか」がぶれることなく，部署全体での方向性が定まります。

第5章 チームの「ありたい姿」を共有する

3 「鳥の目」と「虫の目」をもつ

　部署の「ありたい姿」を明確にするために，看護師長には病院理念の理解が求められます。可能であれば，病院理念が策定されるまでのプロセスをたどってみることをお勧めします。なぜならば，**病院理念の提示に至るまでの議論の過程を知ることで，なぜその言葉が選ばれたのかを理解できる**からです。自分自身の腹に落ちるまで理解することができれば，たとえ病院の理念が一般的な言葉であったとしても，スタッフに自分の言葉で説明することができます。

　また，自分の言葉として説明するために必要なのは，より広い視野です。いわば「鳥の目」と「虫の目」の視点をもつことが求められます。「鳥の目」とは高い位置から物事や組織を見て全体をつかむ視点であり，「虫の目」とは目の前にあるものの詳細をきちんと見る視点です（図6）。

　部署の「ありたい姿」が病院理念と一致しているかを「鳥の目」で見渡します。そして，「ありたい姿」が部署のスタッフ1人ひとりの目指す

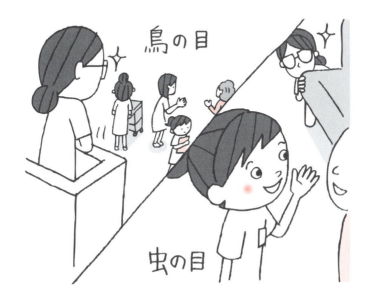

Ⅱ マネジメントの基礎

図6 「鳥の目」と「虫の目」

ことと同じ方向を向いているかどうかを「虫の目」で判断します。この2つの視点が必要なのは，「ありたい姿」は病院の方向性だけでなく，スタッフ個人の目指す方向性とも向きを同じくするからです。

看護管理者は「鳥の目」と「虫の目」の両方をもち，目的によって見る「目」を変えながらマネジメントを行っていかなければなりません。ときには，「鳥の目」で病院が必要とする人材を育成するための教育計画を把握することや，「虫の目」で病院の人材育成方針に沿って新人を教育するOJTプログラムを立案することも必要です。

4 「ありたい姿」は目標の先にある

組織の掲げた目標を部署において果たすことは看護師長の基本的な役

割です。また，最近では，病院でも「目標による管理」をマネジメントの手法として取り入れているところが増えているように思います。しかし，目標を達成しても「ありたい姿」が実現するとは限りません。**「ありたい姿」とは，目標を達成した先にある未来の状態や姿です。**スタッフや看護師長が仕事を通じて目指す姿であり，「自分が何のために仕事を頑張るのか」というモチベーションの源になるものです。

　例えば，あなたがダイエットに取り組み，目標を「体重5kgの減量」と決めたとします。この「体重5kgの減量」は目標であり，目的ではありません。この場合の目的は，体重を5kg減量した後の姿です。例えば，「欲しかった白いワンピースを着て注目を集める」など，減量した後の姿を具体的に描くことによって，どうなりたいのかがリアルな像になり，そこに向かって行動しやすくなります。「何のために5kgの減量をしたいのか」が明確になるほど，ダイエットを成功させることが容易になります。

　「ありたい姿」は，実現したい看護や理想の看護師像であり，看護実践の価値基準となるものです。病院の理念を実現するためには，どのような看護を提供すればよいのか，どのような看護師であればよいのかについて部署全員で意見交換をして共有します（話し合う方法の1つが後述のブレインストーミングです）。共有した意見を取りまとめ，病院の理念と合致しているか，部署の特徴（病床の機能，主な患者像など）と合致しているか，自分たちの目指したい看護と方向性に沿っているかなどを十分に確認し，最終的には看護師長が決定します。

　例えば，病院の理念が「地域の皆さんから信頼される病院」であり，部署が療養病棟の場合，「ありたい姿」はどのように考えられるでしょうか。スタッフは話し合いによって，理念に書かれた「地域の皆さん」は入院する患者と考えました。また，「信頼される」部署とは具体的にどのようなことなのか，スタッフは患者にどのような看護を提供したいのかについて意見交換しました。その結果，「患者さんが入院生活を安全・安楽に過ごすことができて，退院後の生活に対して不安なく退院で

きる」ことが，この病棟における「ありたい姿」と捉えました。ありたい姿は1つとは限らないため，このような病棟を実現させる看護師とはどのような看護師なのかについてさらに話し合うこともできます。

5 スタッフを巻き込んで「ありたい姿」をつくる

　「ありたい姿」は部署における約束でもあります。看護師長はスタッフが約束を守るように働きかけなければなりません。

　看護師長は病院理念を自分の言葉で説明しますが，「ありたい姿」は看護師長だけでつくるのではありません。「ありたい姿」はスタッフとともにつくっていくことが必要です。部署全体で本気で約束を守るには，看護師長だけなく，スタッフ全員を巻き込み「ありたい姿」を1人ひとりが自分のこととして納得することが重要だからです。

　「ありたい姿」について部署全体で話し合うための手法の1つとして，ブレインストーミングがあります。これは，グループで，あるテーマに

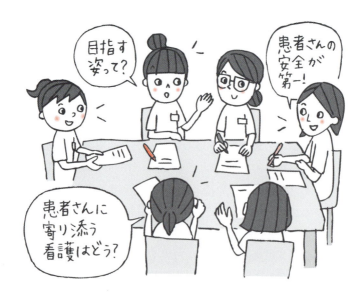

対してそれぞれが思いつくままにアイデアを出し合っていき，後で整理して，まとめあげる会議方式の1つです（**表6**）。あくまでもアイデア出しの手法であるため，その後に検討を重ね，最終的には看護師長が責任をもって「ありたい姿」を提示することが求められます。

　スタッフが参加してつくった「ありたい姿」は，スタッフ1人ひとりが納得できるものとなるでしょう。人は自分が決めたことはやり抜きたいと思うものです。また，「ありたい姿」を達成できない何らかの問題が起きたときにも，自分で決めたことであれば，その問題の原因を他者ではなく，自分に求め，自分が変わることで問題を解決しようと思うでしょう。それはスタッフの成長にもつながります。「ありたい姿」を見つけ出し，共有し，行動することは，部署全体のよい組織文化をつくり，スタッフ個人の成長にも大きな影響を与えます。

表6　ブレインストーミングの実施方法

【準備するもの】	ふせん紙の束，ペン，ホワイトボード，タイマー
【実施にあたってのルール】	◎他人のアイデアを批判しない ◎自由奔放なアイデアを歓迎する ◎質より量，アイデアは多いほどよい ◎他人のアイデアを活用し，発展させる
【実施方法】	①全員にふせん紙の束とペンを配る ②ホワイトボードにテーマを書く ③各自テーマに沿って思いついたものをふせん紙に書いていく（私語，内職厳禁） ④20分後に作業を終了し，各自が記入したふせん紙の束を集める ⑤各自が自分の思いついたアイデアを発表しながらホワイトボードにまとめていく。アイデアが重複した場合はグルーピングしてタイトルをつける ⑥先の発表を踏まえ，よいと思ったアイデアを採用し実現するためには何が必要なのかを各自ふせんに書き出す（私語，内職厳禁） ⑦20分後に⑥の作業を終了し，書き上げたふせん紙を各自が優先順位をつけて，絞り込む ⑧各自がホワイトボードの前に立ち，自分の考えたアイデアを優先順位に従って発表する

6 「ありたい姿」から目標・計画策定へ

　「ありたい姿」が決まったら，目標を設定し，計画を立案します。いわゆる PDCA サイクルに落とし込むのです（図7）。PDCA サイクルとは，理念に基づいた計画を実行し，成果を出すためのマネジメントの手法です。

　目標は「ありたい姿」に向かっていくために設定します。そして，目標を達成するための計画を立てます。目標も計画も「ありたい姿」を実現するために策定されます。

　「ありたい姿」を描く上で注意したい点があります。それは，形だけの参加巻き込み型では効果がないということです。スタッフを話し合いに参加させるだけで，実際は看護師長ばかりが話していたり，スタッフがいやいや参加していては意味がありません。信頼関係が築かれていることが大前提であり，信頼関係を土台にしていなければ「ありたい姿」の共有も難しいでしょう。

　また，看護師長としてのあり方も関連します。**看護師長自身が「ありたい姿」の実現に対して本気か否かを，スタッフは言動の一致や一貫性で判断しています**。看護師長は常にこれを意識して行動することが必要です。

7 PDCA サイクルをまわす

　PDCA サイクルをうまくまわすためのコツについてお伝えします。

① 目標の策定のコツは手段を目的化させないこと

　目標を立てるときのコツは「すべての目標は目的に向かっていくためにクリアすべきもの」だということを忘れないことです。よくありがちなのは，手段が目的化してしまうことです。例えば，業務効率化を目的として，どのような業務が日々行われているのかを確認するために業務

第 5 章　チームの「ありたい姿」を共有する

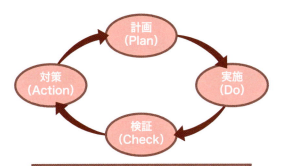

PDCA サイクル	具体例
計画 (Plan)	目標：年間の転倒転落率〇％/ 年（患者の安全の確保） ↓ 「いつまでに」 ・年度末までに ・半年で中間評価 「誰が」 ・病棟スタッフ 「どのように」 ・患者の転倒転落リスクをアセスメント ・安全策の具体策の策定 ・評価の方法 ・転落の有無の確認と記録　など具体的に計画
実施 (Do)	計画を実施する
検証 (Check)	・半年での中間評価 目標をどのくらい達成しているか，計画の変更は必要か，どのように変更するか，目標の見直しは必要かなどを検証 ・年度末の最終評価 目標は達成できたか，達成要因は何か，未達成要因は何かを検討（例：目標値の設定，方法，スタッフへの周知，評価の方法や項目など）
対策 (Action)	次年度に向けて，前年度の計画，実施，検証のデータをもとに目標の設定と計画を立てる

図 7　PDCA サイクル

日誌をつけることになったとします。しかし，業務日誌をつけることが目的となってしまうと，忙しくて書く時間がない，あるいは適当に書くということになり，結局書かれなくなるというようなことは往々にしてあります。このようなことにならないようにしなければなりません。

② 計画は事実を把握することから

　必ず目標を達成できる計画を立てることは重要ですが，やらなくてはならない業務は日々あります。まずは，現状の業務を整理して，その上でできるレベルで計画を策定することが大切です。

　現状の業務の整理とは現状の振り返りです。具体的には，現状の業務が円滑にまわっているか，問題はあるか，あるとしたらどこで，その原因は何か。さらに，漫然と続けている業務で不要な業務はないか，他職種に委譲できるものはないか，などです。これらを振り返るときには，事実を把握することです。問題を表面的に捉えるのではなく，それがなぜ起きているのかを考える必要があります。

　例えば，「患者の安全を守るために，他職種との連携がもっと必要」という声があがったとしたら，現在の連携の状況はどうかという事実を把握することが大切です。「連携」と一口にいっても，職種ごとにその深さも内容も異なるはずです。それらを把握した上で，どの職種とどのような連携を，どうとっていくのかを計画に落とし込む必要があります。

　目標を達成できる必要最小限のレベルにすると，計画倒れになりにくいものです。「何を」「いつまでに」「誰が」「どうやって」を実行できるレベルにまで落とし込みます。

③ 実行するには看護師長が実行にこだわること

　せっかく計画を立てても実行できずに終わってしまった，という経験があるかもしれません。どんなに具体的な計画を策定しても実行されなければ，絵に描いた餅です。ここで大切なのは**看護師長が実行することにこだわること**です。

ある看護師長は,「昼食後に患者のケースカンファレンスを毎日する」と計画しました。そして,計画をスタッフと共有すると,その日から昼食後は必ずカンファレンスをする場所にいて,スタッフに「カンファレンスをするからね」と声をかけ続けました。また,カンファレンスができるよう昼休みの調整をしたり業務を整理したりして,カンファレンスの時間を確保する方策を実行したのです。その結果,3か月後にはカンファレンスの開催が定着し,看護師長がいなくても行われるようになりました。

　目標を達成したければ,リーダーである看護師長が率先して取り組む姿勢を見せることはとても大切です。

事例と実践のポイント

　E師長は「病棟の『ありたい姿』を何にしようかと考えたとき,私はとことん実践にこだわりました。チームの『ありたい姿』はスタッフ個々人の『ありたい姿』につながっています。看護師の『ありたい姿』とはどのような看護実践をする看護師になりたいか,ということでしかありえないと考えたのです。しかも,わかりやすく数値で表現できるものにしました。その目標を達成したことが一目でわかるのは数値だからです」と言います。

　E師長の病棟の目標は,「褥瘡の発生率の減少」「肺炎の発生率の減少」「在宅復帰率の増加」「平均在院日数の短縮」でした。この目標値を達成するためにスタッフにはどのような看護ができるのか,1人ひとりの行動計画として立ててもらいました。「こうすると,スタッフにとって目標の数値は自分事になります」。目標を数値で設定することは珍しいことではありません。E師長は,それを数値の達成をスタッフの提供するケアと結びつけ,それをどのような看護師になりたいのかと結びつけたことで,スタッフのやる気を引き出しました。

　さらにE師長は言います。「中間面談は,PDCAのCに該当しますが,このときに面談する内容は,スタッフ自身が実践した看護についてです。自分がどんな患者さんにどんな看護を提供したのかを事例

Ⅱ　マネジメントの基礎

にまとめてもらい，それを話してもらいます。そして，事例から，自分に必要な知識や技術を考えてもらい，それを補うために必要な研修や学会の参加希望を聞いていきます」。

　目標の達成と自分の実践を結びつけることで，自分が何のために何をしているのかがわかります。それを師長と話し合うことで「ありたい姿」に迷うことなく向かうことができます。

　ちなみに，E師長は人間関係や個人的な悩みについては面談で話し合うのではなく，制服を脱いでから相談してね，と言っているそうです。このようなやり方で目標を管理するようになってからは，個人的な悩みが少なくなったそうです。

考えてみましょう！

①師長としてあなたの「ありたい姿」はどのような姿ですか？

②何の制限もないとしたらあなたの部署の「ありたい姿」はどのような姿ですか？

● 引用・参考文献

1) 大串正樹：ナレッジマネジメント—創造的な看護管理のための12章．pp5-9，医学書院，2007．
2) 小倉広：リーダーのための7つのステップ49のコツ．日本能率協会マネジメントセンター，2010．
3) 医療法人財団献心会川越胃腸病院 HP：http://www.kib.or.jp/idea/basic.html（最終閲覧日 2016/7/12）
4) 聖路加国際病院 HP：http://hospital.luke.ac.jp/about/philosophy/index.html（最終閲覧日 2016/7/12）

第6章

仕事をしくみ化する

1 組織として機能するためにしくみをつくって人を動かす

　複数の人々が集まった社会的なまとまりを「集団」と言います。集団には，趣味のサークルなどの「仲良しグループ」のようなインフォーマルな集団や，会社や学校のように明確な目標に基づいて役割分担がされているフォーマルな集団があります。規模や活動の内容はさまざまであっても，集団の主な要素はメンバー同士の相互作用や相互協働関係であるという共通点があります。

　例えば，日本国内にいるときにはほとんど意識をしないけれど，外国に行き，その国の人々のものの見方に触れ，行動を見聞きすることで，自分が「日本人」という集団の一員であることをあらためて意識するという経験はありませんか。このように集団はメンバーに「自分はその集団に所属している」という意識をもたせます。そして，そのメンバーのものの見方や行動に影響を及ぼします。

　会社や学校は「集団」ですが，一般的には「組織」と呼ばれています。「組織」はある目的を達成するために構成されている集団です。会社は営利を目的として構成された「組織」であり，学校は教育を目的として構成された「組織」です。病院も，患者の治療などを目的に構成された「組織」です。

　野田は，組織とは「協働のために，意図的に調整された，複数の人間からなる，行為のシステム」[1]と定義しています。

　病院が組織として機能するためには，その目的を達成するために複数の人間が意図的に調整された体制の中でシステマティックに行動するように運営されなければなりません。病院のしくみ化を進めていく主体となるのは経営部門のトップです。看護師長は，部署でのしくみの構築と運用を任されます。**スタッフそれぞれに役割をもたせ，職務分担を行い，スタッフ同士の関係に整合性をもたせて運用することが，看護師長の実施するマネジメントであり，仕事を「しくみ化する」ということです。**

2 組織論

　組織論とは，組織内の個人，集団の行動もしくは組織体全体の行動を，社会学，社会心理学，心理学，人類学，経済学などの基礎学問を援用して分析する科学であり，集団における人間の振る舞いをさまざまな角度から捉え，分析する学問です．その体系にはバリエーションがあります．大きくは「組織」と「人材」の2つに分けることができます．さらに「組織」には組織構造，組織間のネットワーク，情報の流通，組織文化に関することが含まれます．また，「人材」には人材資源管理，人材育成，人事制度，意識改革に関することが含まれます（図8）．

　これらの境界はあいまいで，例えば，人材育成について論じようとすれば，人事制度にも関連するし，組織文化や組織構造にも目を配る必要があるかもしれません．特に，現場で組織を整え，運営しようとするのであれば，これらを別物として扱うのではなく，関連させながらバランスよく方策を立てていくことが必要になります．

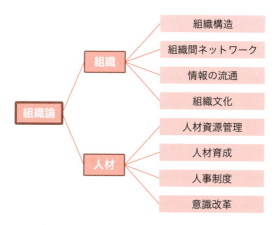

図8　組織論の体系

3 組織の「しくみ化」に影響する3つの要素

「組織の中で具体的に人の行動に影響を与えるのは，組織文化，組織構造，人事システム」[2]と言われています。これらを，病院を取り巻く外部環境（社会保障制度改革，改革に伴う法律の改正，診療報酬体系の改定など）や病院の現状，内部環境（病床の機能分化，病床数の増減，人員配置の変更など）に合わせて組み合わせ，しくみを構築することで，部署全体の成果が期待でき，その成果を持続することができます（図9）。

1 組織文化──スタッフの行動を左右する

組織文化とは組織風土とも言います。明文化されていない行動ルールのうち，特に価値観が組織内で共有されているものです。

病院の組織文化だけでなく，部署ごとに組織文化はあります。その部署のメンバーであれば時間とともに部署の組織文化を受け入れ，自覚す

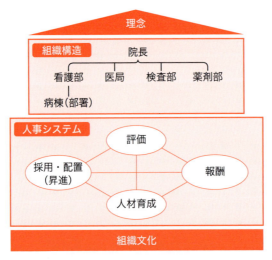

図9　「しくみ化する」の全体像（病院）

ることなく,その中で行動するようになります。言い換えれば,その文化に従わなければその部署のメンバーとして認められません。**組織文化はスタッフの考え方に影響を与えているため,マネジメントの実施にあたっては,その部署の組織文化を考慮することが必要です。**

組織文化は,ある事柄をどのように解釈すべきかの基準を与えます。個人が業務の実施にあたって判断に迷ったときに,組織文化がもつ基準に従うことによって解決できるため,効率よく仕事をすることができるようになります。例えば,「わからないことは誰かに聞いてすぐに解決する」という部署の文化があれば,「こんなことを質問したら叱られる」「先輩は忙しそうにしているのに質問しても大丈夫だろうか」という心配をすることなく,すぐにわからないことを質問し,その場で問題を解決することができます。

また,組織文化に基づくことでスタッフが一丸となって意思決定し行動できます。さらに,組織文化が共有されていると細かなルールで行動を縛る必要がなくなり,自律的に行動することができるようになります。心理的な効果もあります。「地域で最も信頼されている病院」という文化が根付いている組織のスタッフは,そのような文化をもつ組織に所属していること自体が誇りになります

一方,マイナスの効果もあります。いわゆる「悪しき文化」というものです。常に上司の指示に従うことが求められる文化をもつ部署では,指示待ちのスタッフが育ちます。悪しき文化はスタッフのモチベーションを下げ,部署のイメージを低下させ,ひいては病院全体にも影響します。

看護師長が好ましい文化を育むためにできることは,①さまざまな価値観をもつスタッフの多様性を認め,新しいアイデアや意見を奨励すること,②組織を取り巻く環境が常に変化していることを前提に,進んで変化をつくりだすこと,③スタッフを大事にすること,の3つです。

2 組織構造——環境の変化に応じて見直しを

　誰の指示のもとで仕事をするかなどの指示命令系統は，組織構造によって決定されます。例えば，病院の組織図を確認したことはありますか。病院の組織図はその病院の指示命令系統を端的に表わしています。そのため**看護師長は，組織図を理解し，どの業務はどのような指示命令系統で実施すればよいのかを正確に知ることが必要です。**

　また，部署の看護提供体制は組織構造の一部です。固定チームナーシングやプライマリナーシングなど，部署ごとに体制は異なりますが，それらは部署の建築構造や患者の状態，スタッフの業務遂行能力や経験を考慮した効率的な業務を実施できる体制にする必要があります。

　また，現在の日本の医療提供体制は病院の機能分化に向けて大きく変化しています。それらの影響は，当然のことですが部署にも及びます。その変化に合わせて体制も変えていく必要があるかもしれません。看護師長は1つの体制に固執せず，病院の外部環境や内部環境の変化に敏感になり，率先して見直しをしていきましょう。

　例えば，現場の問題を解決するための方策として，パートナーシップ・ナーシング・システム（PNS）という看護提供方式を採用する部署が近年，増加しています。このシステムは，効率的な看護ケアの提供，看護職の超過勤務の減少，誤薬や誤投与などのリスクの減少，ブランクのある看護師の教育などを実践することを目的としています。これまで看護師が1人で検温やケアを行っていた自己完結の看護からパートナーと業務を二人三脚で行うという新しい方式ですが，このシステムは現場の環境の変化に応じた体制への変革といえます。

3 人事システム——「評価」の基準を明確に

　人事システムは人事全般に関係し，「採用や配置（昇進）」「評価」「報酬」「育成」という要素で構成されます。なかでも「評価」は部署の目標の達成度やスタッフの成長・成果の確認，次期の目標設定，スタッフのやる

気を引き出すという役割があるため，看護師長にとって大切な要素です。そこで，評価の運用について説明します。

　評価の基準は病院ごとに異なります。例えば，個人の成果に基づいて評価をする病院では，スタッフは個人の成果を求めて行動するでしょう。一方，チーム全体のパフォーマンスを評価するシステムであれば，スタッフはチームで協働しようと行動するでしょう。このように評価の基準が異なるだけでスタッフの行動も変わります。

　しかし，評価するには病院にそのしくみが構築されていることが前提となります。そして，明確な評価の基準がスタッフに提示されていることが必要です。病院にこれらが整っていないのであれば，看護師長は，少なくとも部署としての評価の基準を作成して明確にしましょう。この場合，昇給と直接連動しないかもしれません。しかし，「この部署にいると〇〇ができるようになる」とスタッフが思えるとやる気につながります。

　評価の基準を作成するにあたっては，まず部署の「ありたい姿」に基づいて，どのような看護師がこの部署には必要なのかを描きます。そして，そのような姿になるために求められる技術や知識，能力を選択し，その水準を決めていきます。看護師長が1人で決めるのではなく，スタッフの意見を取り入れて作成することで，部署の「ありたい姿」の共有にも役立ちます。例えば急性期の病棟において「ありたい姿」が「どのような急変時にも正確な技術で対処できる看護師」とします。そうすると，この部署の新人看護師の評価基準は救命救急処置においては「胸骨圧迫」の技術の習熟度や「気管挿管の介助」の正確さなどが評価の基準になりえます。

4 仕事を「標準化」と「単純化」する

　仕事を「しくみ化」するとは，よい組織文化を部署に根付かせ，組織構造を理解し，人事システムを適切に運用することです。仕事をしくみ

化することは，業務の効率性の向上と，看護の質の向上の両面に役立ちます。しくみ化の基本とは「標準化する」ことです。

　看護師長は，マニュアルを作成して業務の手順を明確にし，スタッフに提示するとともに，業務の責任範囲と指示命令系統を明らかにします。そして，1人ひとりのスタッフの業務遂行能力，経験や知識などを把握して，適切な職務を割り当てます。

　標準化をすることで，問題解決し，新たな課題に取り組むことができます。

　また，誰でも70点取れる方法が標準化であり，それを組織に根付かせることが，しくみ化するためにはとても大切です。具体的には，「この業務はあの人にしかできない」「3年目以上の人にしかできない」ではなく，誰でも一定の水準が保てるためのマニュアルやチェックリストの作成，複雑な操作を行う際の手助けとなる簡単なツールや道具をつくることです。マニュアルやチェックリスト，ツールを誰が使っても70点はとれるくらいのものにすると，一定の水準を保つために有効なレベルになります。看護師長は，これらの作成に着手することが必要です。

　マニュアルの作成というと労力も手間もかかると，しりごみする看護師長がいらっしゃるかもしれません。しかし，そんなに大きなことからでなくてもいいのです。例えば，インシデントレポートに記載する項目の中で，発生場所，内容，生命への危険度などが選択式になっていなければ，選択式にしたフォーマットに変更するだけで記入時間を減らすことができ，記入漏れも防ぐことができます。このように日常の業務を見直すことが「標準化」につながることがあります。

　「標準化」だけでなく「単純化」も「しくみ化」するためには必要です。業務の標準化とは，業務のプロセスを分析していく作業です。

　ある病棟で，1つの業務の標準化を図るためにチームをつくり，そこで，業務のプロセスを1つひとつ洗い出したところ，「この作業って不要なのではないか？」ということが次々見つかったそうです。不要と思われるプロセスをチームで話し合うことで，「単純化」された「標準化」

が実現したそうです。

　看護師長は，普段から「削れるものは何か」という発想で業務を見ていくことが必要です。スタッフには見えなくても，看護師長には見えることがたくさんあります。

5 仕事を「見える化」する

　仕事の「しくみ化」は，業務化と単純化のほかに「見える化」も必要です。マニュアルやチェックリストを作成しても，活用しなければ無駄になってしまいます。例えば，チェックリストを壁に貼ってチェックすることで「見える化」することができます。また，転倒転落の回数低減を部署目標にしたのであれば，それをグラフ化して，貼り出すこともいいかもしれません。「見える化」は一目見てわかりやすいものが効果的なためグラフも工夫をします。円グラフがよいのか，棒グラフがよいのかなど，パッと見て理解できるようにすると「見える化」の効果が高

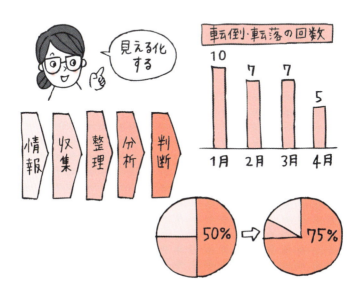

まります。

　「見える化」の基本は「目標の見える化」「プロセスの見える化」「成果の見える化」です。「目標の見える化」とは部署の「ありたい姿」や目標を「見える化」すること，「プロセスの見える化」は業務の途中経過や質や量を「見える化」すること，「成果の見える化」は目標の達成状況を「見える化」することです。「見える化」のポイントは，①更新をリアルタイムにして，動いていることを見せること，②看護師長が率先して「見える化」していることを話題に取り上げて，スタッフにフィードバックしたり，伝えたりすることです。常にスタッフに「見える化」していることについて意識させ，巻き込むことでそれが定着し，組織に根付きます。

事例と実践のポイント

　病棟にはさまざまなミーティングがありますが，ミーティングをやっても結論が出なかったり，毎回決まった人が発言するばかりで，ほかのスタッフの意見が出なかったりしており，ミーティングへの意欲も低いのが現状です。そこで，F師長はこの会議を「しくみ化」したいと考えました。

　F師長はミーティングは対立する場ではなく対話の場と考え，それを浸透させるためにミーティングのルールづくりを目的としたミーティングを開催しました。そこで，スタッフから出てきたルールは，①聴く，②時間を守る，③決めたことは実行する，④反対意見は代替案を添える，⑤楽しむ，でした。このルールに基づいたミーティングをするようになってからは，F師長自身が開始時間，終了時間を管理したり，発言を聴いたりとルールを守ることを念頭にミーティングを運営するようになりました。このような師長の姿を見ていたスタッフの姿勢も少しずつ変わり始めました。そこで，さらにF師長はミーティングで得たい結果について事前にナースステーションのホワイトボードに書いておくことを提案しました。「何のための」「誰のための」ミーティングなのかをスタッフ全員で共有するためです。

　また，議事録の書き方を統一して，フォーマットを変更しました。

これらは，ミーティングを改善する係を決めて，彼らが主体となって取り組みました。

　このようなミーティングのしくみ化は話し合いの場だけではなく，チームでの業務にもよい影響がありました。朝の申し送りやケースカンファレンスも同じようにしくみ化されるようになり，業務の効率が上がりました。

　F師長は，スタッフの自発性を尊重し，経過を把握しながらも，スタッフが決めたことには口出ししませんでした。また，F師長自身は，しくみ化の浸透に力を注ぎました。決まったことは自らが率先して守りました。時間を守る，ホワイトボードに記入するなどについては，師長に言われなくても，できるようになるまでしつこく繰り返し指導をしました。

考えてみましょう！

① あなたの部署の組織文化の特徴をあげられますか？ 3つあげてください。

1.
2.
3.

② 「しくみ化」できることは何か，5つあげてください。そして，その中ですぐにできそうなことは何ですか？

1.
2.
3.
4.
5.

③ 「見える化」できることは何か，5つあげてください。そして，その中ですぐにできそうなことは何ですか？

1.
2.
3.
4.
5.

● 引用・参考文献

1) 野田稔：組織論再入門．ダイヤモンド社，p13，2007．
2) 佐藤剛(監修)：グロービスMBA組織と人材マネジメント．p3，ダイヤモンド社，2013．

第7章

成果を評価する

1 成果とは何か

　成果は,マネジメントを実践した結果として生まれます。第Ⅱ部第5章で述べた,チームの「ありたい姿」を実現するためには成果を1つひとつ積み上げることができます。

　では,どのようなことが成果となるのでしょうか。成果はアウトカムともいわれますが,看護管理のアウトカムとは,「組織のあらゆる実践,すなわち,意識的なものであれ,無意識的なものであれ,それらすべての結果として現れるもの」「組織のサービスについての実態を示す指標」[1]であると言えます。

2 評価する目的

　マネジメントの成果を評価する目的は,「反省の材料を得る」「優れた実践を知識として引き出す」ことであると大串は述べています[2]。実践しておしまいにするのではなく,正しく評価し実践の中にある成果を明確にすることで,次に何をすればよいのか,しないほうがよいのかがわかります。成果を評価して,マネジメントに問題があるとわかったならば,問題はどこか,どのように改善すればよいのかを検討することが必要です。

　看護師長としての成果を評価する際は,「組織にどのくらい貢献したか」と,「自分の強みや得意分野をどれだけ発揮して広げたか」の2つの要素が含まれていることが必要です。自分自身の成長を振り返り,動機づけることが,成果を評価することの本質です。また,マネジメントによって成果があった場合も,何がよかったのか,よりよくするには何が必要なのかを検討することが必要です。さらに,評価することにより自分のマネジメントの強みや弱みが明確になります。**評価は,チームの「ありたい姿」にどれくらい近づいているのかを測るものさしであり,**マネジメントの実践と同様に大切なものです。

3 適切な評価指標を考える

　「反省の材料を得る」「優れた実践を知識として引き出す」ために評価を行い，今後のマネジメント実践に結びつけるには，何を評価指標とすることが効果的なのでしょうか。看護師長が行っているマネジメント実践のすべてについて評価しようとすることは現実的ではありません。忙しい日常業務の中で評価を行うには，評価する実践を絞り，まずは測定が可能なものから評価を始めてみることをお勧めします。

　例えば，「スタッフの仕事に対する意欲」について評価するのであれば，外部研修への参加，自主的な勉強会の開催，スタッフの個人目標の達成度など，多面的な視点から複数の評価指標の組み合わせが考えられます。効果的な評価をするために重要なことは，客観的に測定できることです。「外部研修への参加」であれば，前年の参加回数との比較をすることで評価が可能です。また，「自主的な勉強会の開催」であれば，過去の実績との比較をすることで評価できます。できる限り定量的な指標を見つけると客観的に評価できます。

　定量的に評価しにくい項目であっても，例えばマネジメントの成果の指標としてスタッフの個人目標を掲げて，その達成度の割合として数値で表すなど，評価のための独自の指標を設定して，客観的に評価していきます。評価は「反省材料を得る」ことを目的としていますが，「反省」ではありません。「反省」にしてしまうと，「次はもっと頑張る」「よい学びになった」など，主観的であいまいな評価になってしまいます。これでは，成果を今後の実践に活かすことはできません。こうなることを避けるためにも，評価はできる限り客観的で具体的なものであることが望ましいのです。

　これらの指標を評価に取り入れる際に気をつけるべき原則として，大串は次の3点をあげています[2]。

① 公平であること

大串は,「『評価される』ということには,心理的な負担を伴う」と言っています。公平な評価をされていないと感じれば,「反省の材料を得る」ことも「優れた実践を知識として引き出す」こともできなくなってしまいます。

② 動機づけになること

例えば,日常の会話の中では,「看護師長に評価された」という言葉は,「上司にほめられた」と同義の意味で使われています。ほめられることにより,人は動機づけされます。しかし大串は,「評価はそれが客観的であるからこそ,単なる褒め言葉よりも大きな効果を持つ」と述べています。ほめられるだけでなく評価されることで今の自分ができること,これから学ぶことや習得することが明確になり,やる気につながります。

③ 簡素であること

複雑な評価指標では,その基準や方法があいまいになります。基準や方法が明確であれば,たとえ自己評価であったとしても納得のできる評価を行うことができます。客観的でやる気につながる評価指標は,簡素でわかりやすいことが重要です。

4 総合的なマネジメントの評価手段

ある実践に絞り込んで評価するほかに,既存のツールを使うという手段もあります。その手段の1つとして,Management Index for Nurses Ver.2.1(MaIN2)があります[1]。これは,看護管理者自身のマネジメントを測定するための自己評価指標です。マネジメントが「計画」「動機づけ」「教育」「コミュニケーション」「組織」「アウトカム」の6つのカテゴリーに分類されており,1つのカテゴリーにはそれぞれ8つの設問があ

第7章 成果を評価する

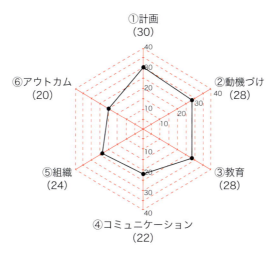

記載日を記入しておくとよい

図10　MaIN2のレーダーチャート記入例
〔MaIN研究会(著)井部俊子(監修)：ナースのための管理指標 MaIN第2版．医学書院，p130，2010．より〕

ります。

　1つの設問にはさらに5つの選択肢があり，自分が該当する選択肢を選び点数化することで，自分のマネジメントの傾向，取り組むべき課題を客観的に知ることができます。結果はレーダーチャート（図10）として明確になるため，マネジメントの成果や自分の強み，弱みが一目でわかります。「病院の規模によらず」「簡便に使える」「自己評価ができる」ツールとして，全国の多くの病院で使用されています。継続して使用することで，看護師長の成長を確認することができるツールです。

5 アンケート調査による評価

　アンケート調査による評価も1つの手段です。例えば，患者が「安全で安心なサービスを受けることができた」と感じられたということは，

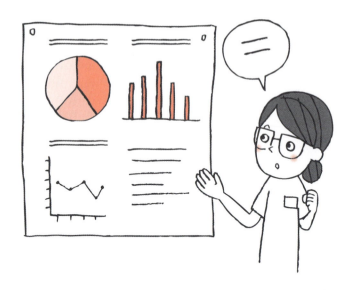

部署や組織の成果であると考えることができます。患者の満足は,患者満足度調査の結果から評価することができます。ただし,調査の結果を活用するには,調査が継続的に行われており,その内容が患者の主観的な判断だけでなく,患者にとって安全で安心なサービスとは何かを明確にしており,その成果や具体的な課題の抽出につながるものであることを前提とします。患者満足度調査の結果について分析・公表する際にも,看護師長は以下の点に留意することが求められます。

❶ 結果の分析

　患者満足度調査を行っても,その結果が業務の改善やサービスの向上に活用されなければ,意味がありません。結果を必ず分析し,その分析が業績の改善に活用できるものであることが必要です。患者やサービスの状況を把握した上で,業務上の課題や改善の方向性が明確になるように分析をしていきます。

② 分析結果の公表

　分析を行ってもスタッフに伝わっていなければ活用はされません。分析結果はもちろん，組織（看護部や各部署）の目標に照らし合わせて，どのような改善を行うかまでスタッフに公表することが必要です。

6 測定により意識が変わる

　人は何かを測定しようと決めることで，それに注目し，価値を置き始めるという習性をもっています。そして，測定対象を決定することで，行動の変化も生まれます。これは，その人にとって価値のある行動をとるようになる変化です。例えば，体重の変化を記録することでダイエットができる「レコーディング・ダイエット」もこの習性を利用した方法といえます。

　患者満足度を測る場合であれば，例えば測定対象を「看護師の接遇態度」と決め，目に見える目標を定めることで，看護師は自らの接遇態度を意識し，患者満足度を高めるための具体的な行動が呼び起こされます。そうすることによって，スタッフの意識は患者満足度の向上に向き，行動につながるはずです。

7 外部からの評価を集める

　看護師長は，自分たちの仕事が外部からどのように評価されているかを知っておく必要があります。外部からの情報は，内部にいては気づかない視点をもたらす可能性があるためです。定量的に把握できないことも多いのですが，日ごろから，日常の業務の中で起こる「予期せぬ成果」についての情報を集めることは可能です。「予期せぬ成果」とは，思いもよらぬ業務の変更や，患者からの感謝・苦情の声，他職種からの要望や依頼などです。これらについて偶然の出来事とせず，そこに成果や課題がないかを考えましょう。これらの定性的な情報をスタッフに投げ

かけ話し合うことによって，チームに新たな視点がもたらされ，業務の改善などにつながることがあります。

8 プロセスでの評価

「成果を評価する」タイミングは，PDCAサイクルのプロセスごとにもあります。ある仕事のPDCAサイクルに沿って考えてみましょう。その仕事の計画(P)を立てる段階では，自分が立案した計画(p)をシミュレーション(d)し過去の同様な仕事の方法や予算と比較して，評価(c)します。場合によっては修正(a)します。また実施(D)する段階では，実施の具体的な手順を立案(p)し，実施(d)します。そして実施方法が適切であるか，予測される問題は何かなどについて評価(c)します。また，その仕事を実施する人たち自身の能力や行動についても評価(c)，修正(a)します。

ある程度実施した段階で評価(C)をし，問題がなければそのまま進めていき，問題が見つかればその問題に対する改善(A)策をどのように実行していくかの計画を作成し臨みます。このCとAの中にもそれぞれにpdcaがあります。つまり，大きなPDCAサイクルのそれぞれのプロセスごとに小さなpdcaサイクルをまわして成果を評価するのです（図11）。

部署目標に基づいて計画を立案し実行できても，評価ができないということがあります。その原因として考えられることは，計画がつくり込まれていないということです。もし計画がつくり込まれていれば，「何が成果か」，それを「どう評価するか」が明確になっているはずだからです。このような場合で計画の見直しが難しいときは，今ある課題の改善から始めることで評価につなげることができます。課題を明確にして，改善策をどのように実行していくかという視点の計画を作成することで，小さなpdcaサイクルをまわし，その成果を評価します。これを繰り返すことで，徐々に目標に基づいた評価を行うことができるようになります。

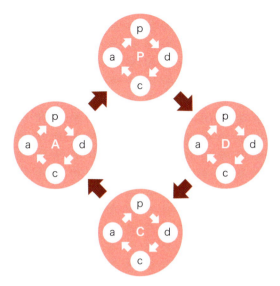

図11 小さなPDCAサイクル

事例と実践のポイント

　G師長は，スタッフを評価することの難しさを感じています。それは，評価の基準があっても本当に客観的に評価できたかどうか自信がないためです。これを解決するために，評価の標準化に関する研修を実施して評価方法を周知したり，評価シートをより客観的な指標に見直すなどをしてきました。それでも不安がありましたが，先輩師長のこの言葉で気持ちが楽になりました。「私は看護師長も人間だから，100％客観的に評価することはできないと思っているの。どれほど標準化をしたとしても主観が入る可能性はあるわ。だから，スタッフから評価の理由を聞かれたとき，説明できるかどうかを自分の基準にしているの。説明できるかどうかは，普段どれだけスタッフを"観察"してきたか，"興味・関心"をスタッフに抱いているかにかかっているのよ」。

　評価の目的は，組織の成果とスタッフの成長です。評価する際の心理的なバイアスの例を表7にあげます。これらのバイアスが起こりうると意識しておくと，気持ちが楽になるかもしれません。

表7 評価に影響する心理的なバイアスの例

ハロー効果	特に目立つ点に影響を受け、それ以外の項目の評価が正しく行われないこと
寛大化傾向	甘めに評価してしまうこと
厳格化傾向	辛めに評価してしまうこと
中心化傾向	評価をつけることを避けて中央付近(5段階であれば3段階前後)の評価に集中してしまうこと
近日効果	最近起こった出来事に関心が集中し、評価期間全体の成果をバランスよく評価できないこと

考えてみましょう!

①人事評価をするときに心がけていることは何ですか?

[   ]

②あなたにとって部署の成果とは何ですか?

[   ]

● 引用・参考文献

1) MaIN研究会(著)井部俊子(監修):ナースのための管理指標 MaIN 第2版. 医学書院, 2010.
2) 大串正樹:ナレッジマネジメント─創造的な看護管理のための12章. pp152-155, 医学書院, 2007.

第III部

リーダーシップの基礎

第1章

リーダーシップを理解する

1 リーダーシップとは

　リーダーシップはグループの目標達成に向けてメンバーを導き，影響を与えます。また，円滑なマネジメントを行うために必要な重要概念です。リーダーシップに関する研究は数多くあり，定義も研究の数と同じくらいあると言われています。

　広辞苑(第6版)には，リーダーシップとは「指導者としての地位または任務。指導権。指導者としての資質・能力・力量・統率力」と記載されています。また，P. F. ドラッカーは「リーダーシップとは，組織の使命を考え抜き，それを目に見える形で明確に確立することである。リーダーとは目標を定め，優先順位を決め，基準を定め，それを維持する者である」[1]と説明しています。さらに「自己の理念や価値観に基づいて(価値創造型)魅力ある目標を設定し，またその実現体制を構築し(目標達成型)，人々の意欲を高め成長させながら(人材育成型)，課題や障害を解決する(戦略実行型)」[2]と記載しているテキストもあります。

2 リーダーシップに関する研究

　リーダーシップに関する研究は，「偉大なリーダーには共通する特性がある」という仮説に基づき，その特性を明らかにすることを目的として始まりました。これらの研究はリーダー特性論と呼ばれていました。しかし1940年代後半以後，「リーダーシップは人間の先天的特性ではなく後天的に育成できるものである」という仮説に基づいた研究が行われるようになりました。これらの研究はリーダーシップ行動論と呼ばれています。

　さらに，1960年代には，このリーダーシップ行動論を発展させ，「置かれている状況によってリーダーシップ行動は変わる」というリーダーシップ条件適応理論が登場しました。この理論は「すべての状況に適応される唯一絶対のリーダーシップは存在しない」ことを前提としてお

り，どんな人でも適切な状況に置かれればリーダーシップを発揮できるというものです。

リーダーシップ条件適応理論の代表的なものとして，P. ハーシィとK. H. ブランチャードのSL（Situational Leadership；状況対応リーダーシップ）理論があげられます（図12）。SL理論では，リーダーシップ行動を，ガイダンスを与える「指示的行動」と支援的な行動を示す「共労的行動」の2軸に分類し，それぞれの組み合わせによって4つの行動を説明しています[3]。

このリーダー（上司）の行動スタイルには，「S1：具体的に指示し事細かに監督する（教示的）」「S2：こちらの考えを説明し疑問に応える（説得的）」「S3：部下を認めて意見を聞き，部下が自分で決められるように仕向ける（参加的）」「S4：仕事遂行の責任を委ねる（委任的）」の4つがあります。そして，部下の成熟度に応じて，S1～4の4つのスタイルの中から，最適なリーダーシップ行動を選択するべきであると示しています。

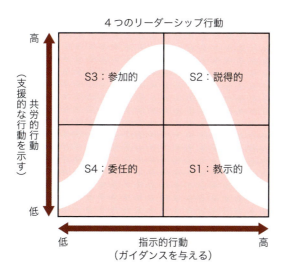

図12　SL理論

例えば，部下が新人のときのリーダーシップ行動はS1領域を選択します。指示的行動が高く共労的行動が低いというリーダーシップ行動です。以降部下の成熟度の高まりに応じてS2, S3, S4といったリーダーシップ行動を選択するべきであることを示しています。

1960年代以後のリーダーシップ理論のほとんどはこのリーダーシップ条件適応理論を基本としています。現在では，リーダーシップとは特定の個人の資質や能力ではなく，集団などの対人的な関係性や集団の置かれている状況に合わせて発揮されるものであり，学習によって習得できる行動であるとされています。

このように，SL理論を含むリーダーの行動に着目した研究の多くは，その行動を「目標達成のための行動」と「人間関係維持のための行動」という2つの機能に分類しているものが多く，望ましいリーダー行動とはこれらの2つの機能に基づいて行われるものであると考えられています（表8）。

3 リーダーの役割

リーダーの役割は，業務目標の達成，チーム力の強化，部下の育成，上司の補佐の4つに大別することができます。

① 業務目標の達成

これまでお伝えしてきたことの繰り返しになりますが，チームとは人々が目標をもって集まった集団であり，部署は病院看護部におけるグループの1つです。部署のリーダーの基本的な役割は，部署よりも大きな単位である看護部や病院の理念や経営目標を受けて部署の目標を部下と一緒に達成していくことです。

② チーム力の強化

チームの目標を達成するためには，部下と力を合わせる必要があり，

表8 リーダーシップ理論と2つの機能

理論	理論の概要		リーダーシップの型
システム4理論	リーダーの行動を仕事志向型と従業員志向型に分けてリーダーの行動と生産性の関係を研究し，独善的専制型，恩情的専制型，民主型，参加型の4つの組織のマネジメントスタイルを提唱した	目標達成のための行動	独善的専制型：管理者の部下に対する信頼が低く，意思決定は管理者が行う
		人間関係維持のための行動	恩情的専制型：管理者は部下に対して恩情的な信頼をよせており，一定の範囲の意思決定には部下も関わる
		中間	民主型：上司は部下を信頼しており，方針や政策を上司が決定 参加型：上司は部下を信頼しており，意思決定は組織の各部署に任されている
パス・ゴール理論	リーダーの行動と条件的適合要因(リーダーとメンバーの関係，タスクの構造，地位勢力)の関係を説明	目標達成のための行動	指示型：規則やリーダーの考えを押しつけそれに従わせようとする行動 達成志向型：あえて高い目標を設定し，スタッフに努力することを求める
		人間関係維持のための行動	支持型：メンバーの気持ちや考えをくみとり快適な状況をつくりだそうとする行動 参加型：なにごともメンバーと相談しながら決めようとする行動
リーダーシップグリッド	リーダーシップのスタイルを人間への関心と生産への関心を軸に区分した。5つのタイプがある	目標達成のための行動 / 高い	権威屈服マネジメント：人間への関心が低く生産への関心が高い チームマネジメント：人間への関心も生産への関心も高い
		目標達成のための行動 / 低い	田園クラブ・マネジメント：人間への関心が高く生産への関心が低い 貧困のマネジメント：人間への関心も生産への関心も低い
		人間関係維持のための行動 / 高い	チームマネジメント：人間への関心も生産への関心も高い 田園クラブ・マネジメント：人間への関心が高く生産への関心が低い
		人間関係維持のための行動 / 低い	権威屈服マネジメント：人間への関心が低く生産への関心が高い 貧困のマネジメント：人間への関心も生産への関心も低い
		人間関係維持のための行動 / 中間	組織人マネジメント：人間への関心も生産への関心も中間的

部下の1人ひとりが貢献できる状態をいかにつくるかが大切です。看護師長には，現在だけでなく未来に向かって継続的に目標を達成し，まとまりのあるチームづくりを目指して活動することが求められます。

③ 部下の育成

目標の達成と同じくらい大切なことが部下を育てて成長させることです。これは，病院の人材を育成することです。仕事を通じて部下を鍛えることによってプロフェッショナルとして一人前になること，将来のキャリアの基盤をつくることは，部下自身にとっても重要です。

④ 上司の補佐

組織の一員として看護師長の上司（看護部長など）との良好な関係は欠かせません。看護師長の仕事は，上司の目標達成や課題解決の一部でもあるため，上司と十分なコミュニケーションをとり，補佐し，上司の意向に沿った行動をしていくことが大切です。

4 リーダーのパワー

目標を達成できなければリーダーの責任を果たしたとは言えません。その責任を果たすために，リーダーには多くの権限が与えられます。それらはパワー（影響力）と呼ばれています。J. R. P. フレンチと B. H. レイブンはパワーを生み出す要因として，以下の5つを提唱しました[4]。

① 強制によるパワー

リーダーがもつ，相手に賞罰を与える権限により，部下がリーダーの言うことを聞かないと何らかの不利益を与えるパワーです。アメとムチに例えると，ムチで影響力を行使しようとすることです。

第1章 リーダーシップを理解する

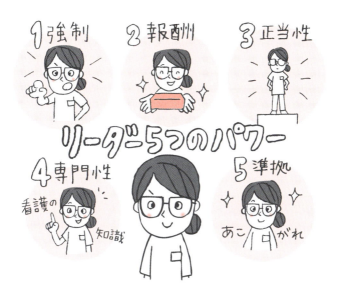

② 報酬によるパワー

　リーダーがもつ，相手に報酬を与える権限により，部下がリーダーの言うことを聞くと何らかの益を与えるパワーです。アメとムチに例えると，アメで影響力を行使しようとすることです。

③ 正当性によるパワー

　「立場上，この人の言うことを聞いたほうがいい，聞くべきである」と部下が思うパワーです。例えば，直属の上司と他部署の上司を比較した場合，直属の上司のほうがより大きな正当性によるパワーをもっていると言えます。

④ 専門性によるパワー

　専門性や高い問題解決能力を有することで生まれるパワーです。部下は「このリーダーには立場にふさわしい専門的な知識・技術がある」と思うことで，そのパワーを受け入れます。

⑤ 準拠によるパワー

部下がリーダーに魅力を感じて尊敬し,「あの人のようになりたい」と思わせるパワーです。「憧れの人についていきたい」と部下に思われることでそのパワーが生まれます。

*

リーダーは上述の5つのパワーを用いながら,人をある目的に向かって動かします。

5 リーダーとしての看護師長に必要な能力

リーダーとしての管理職が部下を動かすために必要な能力として,ロバート・J.カッツは「対人関係能力」「業務遂行能力」「概念化能力」の3つをあげています[3]。この3つの能力は,マネジメントの階層ごとに求められる割合が異なります(図13)。

その中でも,「対人関係能力」は他者や集団との関係を豊かにするこ

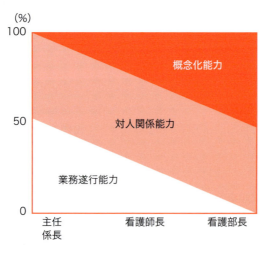

図13 役職ごとに必要なリーダーシップ能力とその比重(例)

とに関する能力で，目的の達成のために他職種や他部門と協働する能力です。具体的には，コミュニケーション能力や接客能力などのことで，リーダーシップもこの対人関係能力に含まれています。つまり，階層によって達成する目的は異なりますが，リーダーシップはマネジメントの階層に関係なく同じ割合で必要な能力です。

また，「業務遂行能力」は，専門分野に関する能力で，目的達成のために必要な実践上の知識と技術です。例えば，看護技術の実践能力や看護計画の立案，人工呼吸器の操作技術，心電図などのデータを読み取る能力などが該当します。この能力は看護師長よりも，直接的なケアにも携わっている主任や係長に最も必要な能力です。

そして，「概念化能力」はマネジメントに関する能力で，物事の関係性を幅広く考えたり，将来を見通した計画を立てることができる能力です。具体的には，問題解決能力，判断能力，応用能力，企画提案力などです。この能力は普遍性の高い能力であるため，看護だけでなくあらゆる分野や職種において共通して必要とされる能力です。マネジメントの階層が上になるほど求められます。

6 リーダーシップとフォロワーシップを包括するメンバーシップ

リーダーという言葉に対して，メンバーのことをフォロワーと言います。最近のリーダーシップ理論では，リーダーシップの影響力を受け入れる人（フォロワー）からのアプローチ（フォロワーシップ）が論じられています。リーダーがよいリーダーシップを行うには，メンバーがリーダーの地位や職位だけに影響されるのではなく，リーダーを信頼して従おうと思うことが欠かせません。よいリーダーシップには，よいフォロワーシップが必要であるという考え方です。

私たちがイメージしやすいグループのあり方は，リーダーがリーダーシップを発揮し，メンバーがフォロワーシップを発揮してリーダーを支えるという姿かもしれません。しかし，チーム全体に貢献するのであれ

ば，メンバーがリーダーとしての行動をとることが必要になるかもしれません。このときリーダーは，チームのメンバーを支えるためにフォロワーシップを発揮することもあります。このように，リーダーだけがリーダーシップを発揮するものではなく，また，メンバーだけがフォロワーシップを発揮するものではありません。リーダーとメンバーが状況に応じた役割を担っていくことが求められます。

　メンバーシップとは，上述のようにチームに所属するメンバーが，自分の仕事を確実に遂行したり，ほかのメンバーに協力したり，自発的に役割を担ったりすることで，各人の役割を果たすことを指します。つまり**メンバーシップとは，リーダーシップとフォロワーシップを包括するものであり，状況に応じたメンバーシップがチームを目標の達成に導いていくのです。**

7 優れたリーダーの特徴

　これまで述べた内容から，優れたリーダーの特徴として，以下の7つの要素があげられます。

　1つめは，自分のためだけでなく，ほかの人々の利益のためにも働いていることです。2つめは，メンバーを巻き込み，メンバーとともに働くチーム・プレーヤーであることです。リーダー自身もチームの一員であり，自らチーム力を向上させることが求められます。3つめは，メンバーに情報を与え，自分の判断を説明し，問題点について率直であることです。リーダーがメンバーにチームの現状や成果について説明することで，チームの課題を他人事にしないことが重要です。4つめは，公正であることです。公正さはスタッフの信頼を生みます。5つめは，意思決定の指針となる基本的価値観において一貫性を示すこと，そして6つめは，秘密を守ることです。「一貫性を示すこと」「秘密を守ること」はどちらも安心感と信頼感を生みます。そして7つめは，当たり前のことですが能力を示すことです。

リーダーシップをどのように発揮するかは，チームの状況によって異なります。また，看護師長以外のメンバーがリーダーシップを発揮する可能性もあります。しかし，業務上の役割から看護師長がリーダーとなる場面が最も多くなります。

> **事例と実践のポイント**
>
> 4月から師長になってほしいと言われたA主任はとても迷っていました。師長になりたいと思ったことは一度もなく，このまま臨床で看護をしていたいと思っていたからです。
>
> 自分に師長が務まるだろうか，スタッフはついてきてくれるだろうかという自信のなさと不安とが心の中で渦巻いていました。しかし，悩んだ末に引き受けることにしました。
>
> 引き受ける前にAさんは，自分を冷静に見つめ直しました。これまで看護師としてやってきたこと，上司からの評価，他部門やスタッフとの関係について棚卸しをした結果，客観的にみて，これまで師長になった人たちと臨床経験，実践力，対人スキルでは遜色がないと判断しました。
>
> また，自分の不安の原因についても考えました。思い当たったのは，同じ病棟の同期のBさんのことでした。Bさんはリーダースタッフでとても優秀な看護師です。自分が主任になったときも気になる存在でした。彼女の上司として自分はやっていけるかどうかが不安だったのです。しかし，Aさんは自分の仕事の原点に立ち戻って，「何のために」「誰のために」看護師を続けているのか，と考えました。出てきた答えは「よい看護を提供することで，患者さんが笑顔になることのために看護師を続けている」でした。そう考えると，Bさんのことを気にするのではなく，看護をするスタッフをとりまとめ，さらに病棟でよい看護が提供できるようにマネジメントすることが自分に与えられた役割だと思えました。
>
> リーダーとしての見識や能力を最初から備えている人は1人もいません。そして，未知の経験や失敗の可能性を人が恐れるのは当然のことです。しかし，Aさんのように，自分の感情や目先のできごとに

> とらわれるのではなく，自分を客観視し，俯瞰的に捉えること，そもそもの仕事の目的を考え，自分にできることを実行することは，リーダーとして大切なことです。

考えてみましょう！

①師長として必要な能力は何だと考えますか？ 5つあげてください。

1.
2.
3.
4.
5.

②自分のスタッフになったら嫌だと思うのはどのようなタイプの人ですか？

③嫌だと思うタイプの人と仕事をするためにあなたができることは何ですか？

● 引用・参考文献

1) P. F. ドラッカー(著)，上田惇生(訳)：プロフェッショナルの条件—いかに成果をあげ，成長するか．p100，ダイヤモンド社，2000．
2) 大中忠夫(監修)，グロービス・マネジメント・インスティテュート(編)：MBAリーダーシップ．p37．ダイヤモンド社，2013．
3) Robert L. Katz：Skills of an effective administrator. Harvard Business Review, 1955.
4) J. R. P. French & B. H. Raven：The Bases of Social Power. In D. Cartwright (ed)：Studies in Social Power. pp150-167, Institute for Social research, University of Michigan Press, 1959.

第2章

リーダーシップを発揮する

III　リーダーシップの基礎

　前章ではリーダーシップに関する研究を概観し，リーダーの役割，リーダーのパワー，リーダーとしての看護師長に必要な能力について触れました。さらに，リーダーを支えるフォロワーの重要性や優れたリーダーの特徴についても述べました。この章では，看護師長のリーダーシップとマネジメントの6つの視点（第Ⅱ部第1章，p.35参照）との関わり，リーダーシップ行動のバランス，リーダーシップのタイプについて述べていきます。

1 リーダーシップを発揮する目的

　看護師長がリーダーシップを発揮する目的は，「部署の目標を達成する」ことと「よりよい人間関係を維持する」ことです。

① 部署の目標を達成する

　看護師長は「部署の目標を達成する」ために，スタッフに指示し，業績を上げるように働きかけます。看護では「業績」をイメージしにくいのですが，公共性の高い病院であっても，患者が少なくなれば収入は減り，病院経営は赤字になってしまいます。赤字が続けば，病院が閉鎖する可能性もゼロではありません。閉鎖とまでいかなくても，病床数を削減したり，特定の診療科での診療をやめてしまうことも考えられます。そうなれば職員の人員削減や減給をせざるを得なくなるでしょう。業績を上げるとは，病院経営に寄与するような看護サービスを提供することです。

　看護師長は部署の目標を設定し，計画の立案にあたってリーダーシップを発揮します。その目標の達成のためには，スタッフを巻き込んで課題に取り組む必要があります（第Ⅱ部第5章，p.82参照）。さらに，部署のリーダーとして看護師長がその力を発揮するべきことは，部署全体への目標の浸透と，スタッフが行動し続けるよう支援することです。看護師長は，その目標を達成することによって患者の治癒にどのようなよい

影響があるのか,かつ,経営にどのようなよい影響があるのかの両面を伝えながら,スタッフが向かう方向性をわかりやすく示します。**リーダーシップとは,業務の目的を達成するためにチームの中心となってスタッフが同じ方向に向かうように巻き込んでいく力です。**

また,スタッフに情報を伝えるときには,仕事を進めていく上で必要な知識と情報,技術,各スタッフや各部署の仕事上の役割や位置づけをはっきりさせていくことが重要です。看護師長はスタッフが納得できるように根拠に基づいて筋道立てて説明する,論理的な説明力をもち合わせていなければなりません。

スタッフの中には,患者へのケアは仕事として捉えていても,部署の係や病院内の委員会活動,QC(Quality Control)活動などは仕事外のことと捉えて敬遠する人がいるかもしれません。確かに,目の前の患者に看護を提供することは看護師にとって最も大切なことです。しかし,組織の一員である以上,組織運営のための役割を果たすことも仕事の一部であり病院の機能を維持するために欠かせません。看護師長は,このようなスタッフに対して,これらの活動の目的,組織の中で働いていることの意味,看護サービスの提供以外の役割も求められているということを論理的に説明し,ときには強制力のある指示命令もしていきます。

②よりよい人間関係を維持すること

リーダーシップを発揮するもう1つの目的は「よりよい人間関係を維持する」ことです。そのために看護師長は,部下であるスタッフの気持ちを察して,彼らの思いや行動に思いやりを示し支持します。それは,看護師長が人としての安定感をもち,部下に信頼される行動をとることによって実現します(第Ⅰ部第1章,p.8参照)。また,よりよい人間関係の維持はマネジメントの基盤となります(第Ⅰ部第2章参照)。そして,このような働きかけは,スタッフのやる気を支援することにほかなりません(第Ⅱ部第2章参照)。

III リーダーシップの基礎

リーダーシップを発揮する目的を考えると、これまで説明してきた、マネジメントの視点のすべてにリーダーシップが含まれていることがわかります。**部署をマネジメントするために、リーダーシップは不可欠と言えます。**

2 リーダーシップ行動のバランス

リーダーシップに関する理論には、「目標達成のための行動」と、「人間関係維持のための行動」という、2つの行動の機能に基づいて展開されているものが多いことは前章(p.116)でもお話ししました。看護師長のリーダーシップは、次の2組の行動に基づいてバランスをとることで成り立っています。それは、「業務の効率化」と「看護の質向上」、そして、「スタッフ個人を尊重すること」と「チームとして集団の統制をとること」です。これらの対立する2つのリーダーシップ行動を部署の状況に合わせてとることが看護師長には求められます。状況によってそのバランス

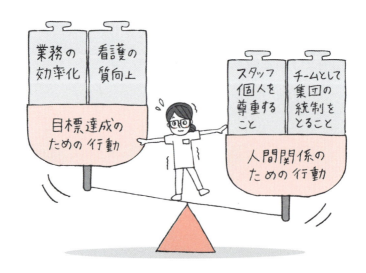

が異なるため,常に2つの行動の最適なバランスを考えていきます。

例えば,その部署での看護師長経験が比較的長くてスタッフとの信頼関係が安定しており,各スタッフはそれぞれ自律して働き,人間関係にも問題はないような部署であれば,「業務の効率化」と「看護の質の向上」の比率は1対1が適切ということになります。しかし,部署の1人ひとりの技術は高いのにまとまりがなく,チームとして看護を十分に行えておらず,効率が悪いような部署に,立て直しを目的として,その看護師長が配置転換されたばかりであったならばどうでしょう。その看護師長は業務の効率を高めることを優先しながら,個々のスタッフとの関係づくりを始めるかもしれません。そのときのリーダーシップにおいては,「看護の質向上」よりも「業務の効率化」のほうが優先される可能性があるため「業務の効率化」の比率の方が高くなるかもしれません。

つまり,バランスをとるといっても,常に1対1がベストであるとは限りません。部署の状況やスタッフの経験・技術,人間関係によってリーダーシップ行動のバランスには偏りが生まれることがありますが,それが成果につながることも十分考えられるのです。

3 リーダーシップの4タイプ

リーダーシップを発揮しているリーダーのタイプや特性はさまざまです。カリスマ性の高い力強いリーダーもいれば,部下の気持ちを掌握し,支援しながら職場をまとめていくリーダーもいます。身体の大きなリーダーもいれば小さなリーダーもいます。国のリーダーがいるかと思えば,町内のリーダーもいます。

このようにリーダーの様態,存在,タイプは多様ですが,そのリーダーシップは表9のような4タイプに分類することができます[1]。

これは三隅二不二によって提唱されたPM理論に基づいています[2]。Pは「performance function(業務達成機能)」,Mは「maintenance function(集団維持機能)」を表しています。リーダーにPが備わっていれば

Ⅲ リーダーシップの基礎

表9　リーダーシップの4タイプ

	長所	短所
委任型	メンバーが自分で考えることにより，メンバーの自主性や創造性が育つ	・自分勝手になる ・リーダーが無責任になりメンバーがまとまらなくなる
温情型	集団に協調性が生まれる	・集団に妥協や甘えが生じる ・リーダーとしての使命感が消える
専制型	リーダーの経験・知識・スキルが活用できる	・指示待ち集団となる ・メンバーの自主性が育たない
統合型	質の高い結果が期待できる	・レベルの低いメンバーは脱落する ・結果が出るまでに時間がかかる

〔太田加世（編）：看護管理ファーストブック，p71，学研メディカル秀潤社，2015．より転載〕

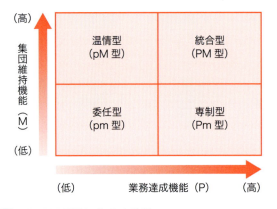

図14　PM理論による4分類

組織は成果を上げられるようになり，Mが備わっていれば組織はチームワークを強化できるようになります。

　三隅は，このPとMがリーダーにどれだけ備わっているかということが，リーダーシップをどれだけ発揮しているかを示す基準となると提唱しました。リーダーのタイプは，大文字のPと小文字のp，大文字のMと小文字のmの組み合わせで分類されています（図14）。

　委任型（pm型）は，業務達成機能も集団維持機能も低いタイプです。

成果を上げることもなく，チームをまとめる力も弱いとされています。温情型(pM型)は業務達成機能が低く，集団維持機能が高いタイプです。仕事を推し進めていく力が弱いので成果は上がりませんが，メンバーに対する面倒見はよいとされています。専制型(Pm型)のリーダーは業務達成機能が高く，集団維持機能が低いタイプです。目標を明確にし成果を上げますが，チームをまとめる力は弱いとされています。そして，統合型(PM型)は，業務達成機能も集団維持機能も高いタイプです。生産性を向上させる力もあり，なおかつチームをまとめる力も強いとされています。

　一般的には，PM型のリーダーシップが優れていると言えます。ただし，例外もあります。例えば，震災や火災などが起こった場合にはPm型のリーダーシップが有効です。トップダウンでリーダーの指示に従うことで，迅速かつ的確にそれぞれのスタッフが役割を果たすことができます。また，スタッフ各人の能力が高く，それが十分に発揮され，しかもチームとしてのまとまりがよい部署では，pm型のリーダーシップをとってスタッフの自主性に任せることで，よい結果が生まれる可能性が高くなります。このように，リーダーシップの望ましい姿は決して1つではありません。

4 人を動かすリーダーシップとは，その人の生き方そのもの

　看護師長のリーダーシップは職場を活性化させます。職場がいきいきとしているかどうかは，看護師長がもつ理念，力量と行動次第で変化します。リーダーシップは部署のスタッフへの影響力と言い換えることができます。

　どのような時代であっても人を動かすためには高い志，何が何でもやりとげるという強い意志が必要であり，リーダーとしての強い目的意識が求められます。看護師長が「本気」で部署を運営しているかどうかはスタッフに必ず伝わります。そして，その意志の根底には，その人の思

想や哲学があり，それが周りの人の行動を揺り動かします。大げさかもしれませんが，人を動かすリーダーシップとは，その人の生き方そのものと言えます。

自分にとって仕事とは何か，自分は仕事や人間関係においてどのような価値観をもっているのか，自分が変えていくべきことは何か，新たに取り組むことは何かなど，常に自分の課題を発見し成長し続ける努力をすることが人間そのものを大きくし，リーダーとしての力量を高めていくことにつながります。

> **事例と実践のポイント**
>
> H師長は言います。「病棟のトップとして常に考えていることは，自分にできることに集中することです。そのため1つのリーダーシップのタイプに固執せず，そのときに必要なリーダーシップのタイプを使い分けています。ただし，どのようなタイプのリーダーシップであったとしても，心がけていることがあります。臨床では日々，さまざまなことが起こります。そのときに，師長に必要なのは，問題解決能力であり，交渉力です。そのために私はまず，事実と感情を切り分けて考えることにしています。話によってはネガティブな感情が湧き起こることもありますが，感情に任せて交渉が成立したことは一度もありません。感情を脇に置いて，事実を確認すると，問題がより早く解決します」。
>
> 問題解決能力は，どのようなリーダーシップのタイプにおいても必要な能力です。なかでも，部署内外での問題解決のために交渉することは必須であり，交渉の矢面に立つのは師長です。交渉術の原則について，北浦らは原則立脚型（ハーバード型）交渉スタイルの原則として，4つあげています。①感情と問題を切り離すこと，②立場ではなく利害に焦点をあてること，③別の可能性を考えること，④客観的な基準で判断すること，です[3]。H師長は，原則①を駆使して，交渉を行っているようです。

第 2 章 リーダーシップを発揮する

考えてみましょう！

①あなたはどのようなリーダーシップが得意ですか？
[
]

②リーダーとして大切にしていることは何ですか？ 3つあげてください。
[
　1.
　2.
　3.
]

● 引用・参考文献
1) 太田加世（編）：看護管理ファーストブック．pp71-72，学研メディカル秀潤社，2015.
2) 三隅二不二：新しいリーダーシップ集団指導の行動科学．ダイヤモンド社，1966.
3) 北浦暁子，渡辺徹：今日から使う看護現場の基本交渉術．pp27-32，医学書院，2015.

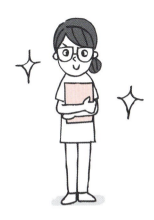

索引

数字・欧文

2要因理論　41
5つの基本的欲求　43

Management Index for Nurses Ver 2.1
　（MaIN2）　35, 104
OJT計画書に記入する事項　67
On the Job Training(OJT)　65
PDCAサイクル　84, 108
PM理論　129
PNS　94
SL理論　115
X理論 Y理論　19

和文

● あ行

ありたい姿　78, 81
アンケート調査による評価　105
衛生要因　41

● か

概念化能力　121
外発的動機づけ　39
看護管理　28
　── のアウトカム　102
看護師長　6
　── のリーダーシップ　128
　── の役割　4, 22

看護者の倫理綱領　65
看護におけるマネジメント　29
管理　28

● き

「聴く」スキル　54
期待理論　43
教育担当者　71
業務遂行能力　121

● け

経営資源　30
計画　86
経験学習サイクル　69
現状の業務の整理　86
限定型の質問　55-57

● こ

行為を認める　18
交渉力　132
公平理論　44
コミュニケーション　14
コンテント理論　40

● さ

サービス　32
サービス・マネジメント　33

索引

●し
資源　30
自己基盤　9
自己決定感　45
仕事を「しくみ化」する　90, 95
質問　55
社会化されたパワー　42
社会的欲求　15
状況対応リーダーシップ理論　115
上質世界　43
承認　52
ジョハリの窓　16
人材　31
人材育成　65
　──に関するビジョン　65
人事システム　94
信頼　15
信頼関係　14, 45, 47, 84
　──を築く関わり方　20
親和欲求　41

●す
優れたリーダーの特徴　122
スタッフの育成　6

●せ
成果　102
　──の見える化　98
　──を評価する　108
　──を認める　18
全行動　44
選択理論　43

●そ
組織　90
組織構造　94
組織風土　92
組織文化　92, 93
組織論　91
存在を認める　18

●た
対人関係能力　120

他者受容感　45
立ち居振る舞い　7
達成欲求　41
達成欲求理論　41

●ち, て
中長期的な人材育成　64
展開型の質問　55-59

●と
動機づけ　39
動機づけ要因　41
鳥の目　79

●な
内発的動機づけ　40
「なぜ」を使う質問　57
ナレッジ・マネジメント　33

●は
パーソナルスペース　8
パートナーシップ・ナーシング・システム　94
パラフレーズ　55
パワー欲求　42
パワーを生み出す要因　118

●ひ
ビジョン　72, 76
病院理念　76
　──の理解　79
評価　94, 102
　──に影響する心理的なバイアス　110
　──の基準　95
標準化する　96

●ふ, へ
フォロワーシップ　121
ブレインストーミング　82
　──の実施方法　83
プロセスの見える化　98
プロセス理論　40
ペーシング　53

● ま

マズローの欲求階層説　15
マネジメント　4, 28
　―― に必要な4つの要素　9
　―― の成果を評価する目的　102
　―― の要素　34

● み，む，め

見える化　97
認める　18
虫の目　79
メンバーシップ　122

● も

目標　84
　―― の見える化　98
　―― を立てるときのコツ　84
モチベーション　39

● や行

やる気　39
　―― に関する理論　40
有能感　45, 47
欲求階層説　15

● り

リーダー　6
　―― としてのマインド　9
　―― の役割　116
リーダーシップ　35, 114, 116, 127
　―― の4タイプ　130
　―― を発揮する目的　126
リーダーシップ行動論　114
リーダーシップ条件適応理論　114
リーダーシップ理論　117
リーダー特性論　114
理念　76
リフレイン　54